UM CAMINHO ATRAVÉS DO **FITTING**

UM CAMINHO ATRAVÉS DO FITTING

Laura Burity

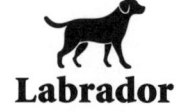

© Laura Burity Dialectaquiz Salgado, 2025
Todos os direitos desta edição reservados à Editora Labrador.

Coordenação editorial PAMELA J. OLIVEIRA
Assistência editorial VANESSA NAGAYOSHI, LETICIA OLIVEIRA
Capa AMANDA CHAGAS
Projeto gráfico e diagramação VINICIUS TORQUATO
Preparação de texto JAQUELINE CORRÊA
Revisão ANDRESA VIDAL
Imagens de miolo ©NAS PONTAS

Dados Internacionais de Catalogação na Publicação (CIP)
Jéssica de Oliveira Molinari - CRB-8/9852

SALGADO, LAURA BURITY DIALECTAQUIZ
   Um caminho através do fitting / Laura Burity.
   São Paulo : Labrador, 2025.
   176 p.

   Bibliografia
   ISBN 978-65-5625-857-7

   1. Balé (Dança) 2. Sapatilhas de balé 3. Bailarinas –
Equipamentos I. Título

25-1245   CDD 792.8

Índice para catálogo sistemático:
1. Balé (Dança)

Labrador

Diretor-geral DANIEL PINSKY
Rua Dr. José Elias, 520, sala 1
Alto da Lapa | 05083-030 | São Paulo | SP
contato@editoralabrador.com.br | (11) 3641-7446
editoralabrador.com.br

A reprodução de qualquer parte desta obra é ilegal e configura uma apropriação indevida dos direitos intelectuais e patrimoniais da autora. A editora não é responsável pelo conteúdo deste livro.
A autora conhece os fatos narrados, pelos quais é responsável, assim como se responsabiliza pelos juízos emitidos.

Conhecimento é vilão; é o maior
gerador de inquietude que existe.

Socorro Burity

Eu quase que nada não sei.
Mas desconfio de muita coisa.

João Guimarães Rosa

A vida é feita de palavras,
elas explicam, fazem nascer e
morrer. Se ninguém pronuncia um
nome, este ser está morto, mesmo
que respire e leve um coração
batendo no peito. Estar vivo é ser
palavra na boca de alguém.

Socorro Acioli

SUMÁRIO

PREFÁCIO
PROFA. DRA. ANDREJA PICON SOARES — 9

PREFÁCIO
MARLY BURITY DIALECTAQUIZ — 11

INTRODUÇÃO
(E UM POUCO MAIS) — 13

A SAPATILHADE PONTA E A HISTÓRIA DO BALLET
UMA BREVE PASSAGEM NO TEMPO — 25

HISTÓRIA
DAS MARCAS E DA EVOLUÇÃO DOS MODELOS — 55

SAPATILHAS DE PONTA
POR DENTRO E POR FORA — 77

PÉS — 91

PRÉ-PONTA — 109

PRELIMINARES
O FITTING E A BUSCA PELA SAPATILHA IDEAL — 133

FITTING
PASSO A PASSO, NO MÉTODO NAS PONTAS — 149

REFERÊNCIAS — 169

PREFÁCIO
PROFA. DRA. ANDREJA PICON SOARES

Olá, *fitters*, bailarinas e bailarinos clássicos ou que dançam em sapatilhas de pontas, sapateiros de sapatilhas, amantes do ballet clássico... bem-vindos a esse universo de informação, autoconhecimento, ciência e arte que a Laura vos apresenta.

Ao fazer o prefácio técnico desta obra, não posso me furtar de começar derramando amor: pela Laura, pela Lia, pela Lyla, pela Amanda, pelo Dudu. Que família, senhores... Quanto carinho, abraço, café, risadas, cuidados, presentes trocados, mais carinho, mais abraços, mais cuidado. Em um núcleo como esse, só semente boa pode brotar.

Agradeço todos os dias por poder trabalhar com a Laura, por ser sua orientadora científica e professora de ballet, amiga, parceira de projetos e admiradora. A Laura é um dínamo! Não para um minuto de aperfeiçoar o que já criou e de propor novas ideias. Perfeccionista, dedicada, estudiosa, crítica e, sobretudo, apaixonada por tudo que faz. Como não se inspirar em alguém assim? Mal sabe ela (ou até sabe) que sou uma grande fã!

Nesta obra, vocês, caros leitores, não encontrarão apenas uma base de literatura científica sólida e atualizada, mas o reflexo de uma experiência pessoal que pouquíssimos *fitters* no mundo podem se gabar de ter: uma *fitter* multimarcas, que faz *fitting* diariamente há anos, coleciona informações sobre cada um dos pés que avalia e sabe como ninguém "receitar" uma série de soluções para as bailarinas que atende.

Como Laura mesma diz: "cada pé é um mundo". Sob essa perspectiva, quantos foram os mundos em que Laura mergulhou na sua prática diária e minuciosa nos últimos 10 anos?

Aproveitem a quantidade de conhecimento que essa leitura traz, usem como um manual para sua prática e seu ensino; nunca subestimem o poder do ajuste do calçado à anatomia de cada pé.

O futuro do ballet clássico passa pela educação através do *fitting*. Disso eu tenho certeza.

Voe, Laura.

A dança precisa de você, minha querida Laurex!

Profa. Dra. Andreja Picon Soares
Professora, mestra, doutora e pós-doutora em Biomecânica do Movimento Humano pela USP. Bailarina formada e professora registrada pela Royal Academy of Dance. Especialista no ensino do ballet clássico e técnica de pontas de forma humanizada e baseada em ciência.

PREFÁCIO
MARLY BURITY DIALECTAQUIZ

Como mãe e acompanhante há 35 anos, sinto-me confortável em escrever algumas palavras sobre essa pesquisa.

Em *Um caminho através do fitting*, Laura se propõe a investigar, com olhar atento e análise apurada, pés de bailarinas, tornando-os figuras em evidência num lugar de honra. A autora, num empirismo quase delicado e de forma atuante, traça em seu cotidiano uma porção estreita entre dois lugares: meia-ponta e ponta, um trabalho que vejo como uma jornada em ascensão.

Esse caminho também se move pelo tempo trazendo uma leitura que nos convida à imersão num acervo precioso sobre a história do ballet e das sapatilhas de ponta.

Com orgulho de mãe, escrevo com foco no feito e na certeza de muitos outros encontros com pés que aguardam ansiosos pelas sapatilhas adequadas, que os farão chegar Nas Pontas! "Para que uma ideia se torne ação é preciso vontade" (Rudolf Steiner). Alinhada com esse pensamento, posso afirmar que essa vontade Laura tem em abundância!

Com carinho e admiração.

Marly Burity Dialectaquiz (mãe de Laura)

Iniciou sua carreira acadêmica na Psicologia e tornou-se mãe e funcionária pública. Artífice, apaixonada por notas musicais e pela escrita. Bacharel em Teologia, formada em Artes Visuais e pós-graduada em Artes Manuais para Educação. Pós-graduada em Filosofia. Pernambucana, filha de Socorro e Walter. Mãe de Laura e avó apaixonada da Lia.

INTRODUÇÃO
(E UM POUCO MAIS)

Gosto de começar pelo começo. Meu caminho e o do *fitting* vão se entrelaçando aos poucos ao longo da minha jornada, e, como gosto de contar histórias, aqui vai um pouco da minha e da nossa (minha e do *fitting*, no caso).

Eu venho de uma família bem plural. Arte e educação sempre estiveram perto de mim. Minha avó é paraibana, doutora em Linguística; meu avô, um greco-italiano, que passou pelo circo e foi da Varig à Monark trabalhando enquanto cursava a Faculdade Belas Artes. Minha mãe estudou Psicologia, depois Teologia, Artes Visuais, Artes Manuais e Filosofia, foi funcionária pública concursada por toda a vida, mas só trabalhou feliz quando se aposentou "da firma". Já meu pai é músico, violinista de orquestra sinfônica, também concursado. O forte dele é transitar entre o erudito e o popular, uma das coisas mais lindas de se ouvir e assistir. Temos muitos professores e artistas em casa, todo mundo tem potencialidades diversas; cresci num lar em que a avó que cozinha a melhor comida é a mesma que sempre estudou e trabalhou fora, que costura renda renascença e entende de absolutamente TUDO: das raízes da terra às estrelas do céu. Não há nada que eu tenha perguntado à minha avó em meus 35 anos de existência que ela não tenha respondido, nem que fosse com a etimologia da palavra.

Apesar de nunca termos sido uma família rica em termos financeiros, sempre fomos ricos de tudo. Ricos de nós mesmos, sabe? Ricos de afeto, amor, risada, união e força — minha família tem muita força. E vindo deste lugar, imaginem: eu sempre quis ser muitas coisas.

Eu fui muito estimulada, exposta à arte, atividade física, leitura, brincadeiras. Comecei a fazer atividade física aos 3 anos: natação. Nadei até os 10. Fiz aulas de dança no colégio, onde também conheci o handebol, esporte ao qual me dediquei fortemente na adolescência, treinando em alta performance até os 17 anos e chegando a representar a seleção paraibana em dois campeonatos brasileiros. Toquei violino dos 7 aos 13 anos; tudo isso ao mesmo tempo. Sempre tive muita energia para gastar, e, como éramos só eu e minha mãe em casa, ela preferia que eu estivesse em atividades do que sozinha assistindo à TV — definitivamente, não fui uma criança de televisão. Eu gostava de brincar, ler, desenhar, mas odiava pintar com lápis de cor. Segundo minha mãe, eu nem sequer misturava as cores (e sigo meio monocromática até hoje).

A minha relação com o ballet veio no início da adolescência, quando comecei a frequentar aulas que eram oferecidas numa igreja em João Pessoa, cidade onde nasci e cresci. Não durou muito tempo. Parei aos 14 anos de forma abrupta. Na época, tentei acreditar que a dança não era uma prioridade para mim, afinal, eu era atleta de handebol. Além disso, algumas questões relacionadas à religião quebraram aquele ciclo, não só com o ballet, mas também com minha fé. Claro que, aos 14 anos, eu não fazia ideia do quão doloroso havia sido, eu só segui adiante como uma boa e resolutiva ariana. Mas uma ferida ficou ali e eu fechei aquela porta. Joguei handebol, treinei, passei no vestibular, me mudei sozinha para São Paulo, aos 19 anos, cursei Direito, comecei a trabalhar em escritórios e a vida seguiu. Depois de 11 anos sem nem sequer pisar num linóleo — e já adulta, graduada, com OAB e especializada em Direito do Trabalho e em Gestão Estratégica de Negócios — voltei para o ballet e me deparei com um novo mundo, aos 25 anos.

Uma amiga do trabalho (que se tornou uma das minhas melhores amigas), Amanda, me convidou para uma aula experimental de ballet adulto (ela também estava voltando), e depois eu assisti ao ensaio do musical da própria escola de dança. De repente, alguma coisa explodiu em mim. A dor daquela menina de 14 anos estava ali, viva. Tive uma catarse. Chorei por quarenta minutos sem parar; era meu processo de cura começando. Liguei para minha mãe, falei que não entendia o motivo, mas que eu ficaria ali, pegaria meu salário inteiro e pagaria todas as aulas que pudesse, faria aulas de ballet e de teatro musical, mas era ali que eu queria estar. Imergi, fui completamente sucumbida.

Algumas coisas começaram a mudar. Algumas, não. Muitas.

Conheci o Dudu, que na época fazia o curso de musical e atuava no papel de Simba, e hoje é meu marido — vocês lerão mais sobre ele em breve. Comecei a pesquisar sobre ballet na busca das minhas lembranças de passos e repertórios; buscava sobre escolas, sobre os benefícios do ballet adulto; lembrava das companhias de Goiânia, que vi dançar quando adolescente, e da sensação de pertencimento àquele meio, que fez com que uma antiga paixão voltasse à tona, imensamente. Depois de mais de uma década longe da sala de aula, dei-me conta de que sofri ao sair do ballet, porque eu amava estar ali. O retorno teve um sentimento diferente: terapêutico, maduro, reconfortante e leve, o que me impulsionou a querer compartilhar tudo o que estava redescobrindo e reaprendendo, como as respostas que eu encontrava e as pesquisas com as quais estava tendo contato. Foi aí que o Dudu (na época meu namorado), teve a ideia de criar um blog, "já que eu gostava de escrever", e assim fizemos. Ele criou o site, o nome e a logomarca em uma noite!

O "Nas Pontas" nasceu em 2015 como um blog, com contas também no Instagram e Facebook para a divulgação dos posts. Conforme fui ganhando espaço e visibilidade nas escolas de dança, meus artigos passaram a ser compartilhados por pessoas respeitadas do ballet. Passei a ser convidada para cobrir espetáculos e escrever sobre companhias de dança, até que nos tornamos parte do meio. Encontrei mais felicidade trabalhando com ballet do que com o Direito e, determinada a fazer daquilo uma realidade, comecei a pensar sobre como monetizar o blog, e o Dudu, mais uma vez com sua mentalidade empreendedora, teve a ideia de abrirmos uma loja online. O nosso e-commerce de ballet, Nas Pontas Loja, nasceu em 2016. Eu seguia trabalhando no escritório de advocacia, ainda não lucrava com a loja. Comecei aos poucos e, sem grandes investimentos, fazia revenda de marcas parceiras com pedidos pequenos ou sob consignação, até que o fluxo de caixa começou a acontecer e fomos crescendo. Hoje oferecemos uma gama de produtos próprios, específicos e exclusivos para pés e sapatilhas de ponta. Mas eu queria ir além e comecei a buscar formações, como cursos técnicos, métodos e escolas diferentes. Queria ter um diploma de bailarina formada, DRT — ainda não sabia para quê — mas eu considerava toda essa formação importante para ser uma profissional do ballet.

Em 2017, cheguei ao curso mais importante da minha jornada, o divisor de águas: um curso de pré-ponta, com teoria e prática para bailarinos e professores, ministrado por Andrea Gregori, que a partir daquele momento se tornou uma das maiores mestras que já conheci. Esse curso aconteceu na Escola Paulista de Dança, minha escola do coração, aqui em São Paulo, onde aprendi matéria de ballet clássico, técnica e métodos sob maestria da professora Andreia Hayashida. Eu me apaixonei pelo universo dos pés, comecei a ler todos os artigos que a Andrea Gregori indicava no curso, busquei cursos fora do Brasil e me encontrei no *fitting*, na pesquisa e em toda a ciência que existe ao redor dele.

O que me fascinou no *fitting* foi entender que o uso de pontas não precisa ser dolorido e que a sapatilha de ponta pode — e deve — ser uma aliada das bailarinas, não um obstáculo. Há as sapatilhas que têm potencial de melhorar a performance e o movimento da bailarina, da mesma forma que, se inadequadas, podem limitar movimentos e gerar lesões a curto, médio e longo prazo. Portanto, a prática do *fitting*, a partir da orientação da escolha da sapatilha adequada, pode prevenir lesões, aprimorar a técnica e a performance, aperfeiçoar a estética, dentre outros benefícios.

Determinada a mergulhar nesse universo, em 2018, comecei uma busca por cursos de capacitação prática (que não existiam, risos). Fui para Nova York e literalmente bati na porta de todas as marcas que tinham loja e/ou escritório por lá, pedindo para que me ensinassem sobre o *fitting* e suas sapatilhas; cada marca tinha sua linguagem. Deixei cartões, apresentei meu trabalho com o Nas Pontas e gravei o que era possível. Dessa viagem, eu trouxe muita experiência, muitos contatos e muitas informações para alimentar minha pesquisa, o que incluíam 33 quilos de livros.

Foram muitas conexões importantes e muitos aprendizados, mas meu inconformismo parecia aumentar a cada breve treinamento que eu recebia. Cada marca ou empresa se comunicava de uma forma, mas todas elas tinham uma coisa em comum: só falavam sobre seus produtos. Ninguém falava sobre a bailarina ou as demandas técnicas que aquela sapatilha precisava atender. E eu sempre pensava que era a mesma coisa que comprar tênis, sabe? Se você for em uma loja de calçados e pedir um tênis de corrida, o vendedor vai te falar tudo sobre o tênis X da marca Y, que tem tais características de conforto. Mas ele não sabe se você corre 5 km na esteira ou 21 km numa meia maratona e treina quatro vezes por semana. Jamais seria o mesmo tênis para esses dois cenários, concorda? Mas o processo de venda não costuma contemplar esses detalhes, e as demandas de uso e propósito do produto o vendedor não sabe. A mesma coisa acontecia com o ballet.

Quando voltei, passei algumas tardes de sábado assistindo aos atendimentos de uma loja multimarcas bem antiga em São Paulo, que se chama Evolution Pirouette, e tive a oportunidade de me capacitar tecnicamente, entendendo sobre os produtos mais de perto, na prática; era o único lugar do Brasil que tinha sapatilhas importadas. Ganhei um *brannock* (um medidor de pé específico), levei uma mala de sapatilhas da marca Gaynor Minden para o nordeste, para fazer *fittings*, e a prática foi começando e o sonho de viver daquilo, brotando.

No final de 2018, a Bloch, uma empresa multinacional australiana de artigos para dança, estava iniciando sua operação de marca no Brasil e me convidou para trabalhar com ela. Por um ano e meio, fui funcionária exclusiva nesta empresa, trabalhava como coordenadora de comunicação, *general assistant* e *fitter*, fazia todos os eventos, relatórios, vendas, arrumações de estoque e até a busca do imóvel (e o acompanhamento das obras). Fiz de tudo ali, estudos de mercado, desenvolvimento de projeto de marketing, precificações, entendi sobre transações internacionais, impostos e fusos horários diversos, já que a empresa tem frente em diversos países. Foi uma experiência imensa e intensa. Quase uma escola *multitask* de formação em tudo na área da dança!

Quando a empresa suspendeu as operações no Brasil, por causa da pandemia de covid-19, em abril de 2020, a loja estava ficando pronta para inauguração. Eu fui lá cobrir a placa, ativar os alarmes e fechar uma porta que ainda não tinha sido aberta ao público. Foi um momento doloroso, chorei na volta para casa, já usando aquela máscara irritante que ficou úmida. Parecia que o sonho tinha acabado. Mas parecia que o MUNDO também tinha acabado, né? Acho que para todos nós. Tentei ajustar a cabeça, repensar, calcular outras rotas, mesmo que ainda nebulosas.

Usei esse tempo para estudar mais, conhecer mais a fundo outras marcas e fiz um curso internacional com a sócia de uma loja multimarcas na Califórnia, o que acrescentou ao meu currículo de *fitter* mais algumas marcas internacionais.

Seguíamos, então, a pesquisa e eu. Mas para onde iríamos? A pandemia seguia. Passei a receber convites para dar algumas aulas e fazer lives sobre *fitting* e sapatilhas de ponta. Que delícia era compartilhar e educar sobre aquilo. Uma chama foi crescendo. Então lançaram a primeira pós-graduação em ensino de ballet clássico do Brasil e eu vi uma oportunidade de transicionar de carreira na área acadêmica também, buscando formalizar minha pesquisa, além de obter um diploma oficial na área do ballet. Conheci pessoas incríveis e aprendi muito com elas. Me aproximei da Andreja Picon, uma das maiores pesquisadoras de dança que temos no país e que, logo depois, virou minha orientadora de pesquisa (e de tudo mais.) A pesquisa acadêmica nasceu através do meu TCC nesta pós-graduação (com nota 10!). Engravidei, gestei durante toda a pós, e tive minha filha, a Lia, em maio de 2021. Outros medos vieram, dessa vez financeiros; queria fazer o que eu amava, mas precisava sustentar minha filha e não tinha ideia de como faria isso. Só sabia que não voltaria para o escritório e que meu desejo de compartilhar conhecimento gritava alto; eu sonhava em construir algo que tivesse ligado a serviço, educação e que gerasse frutos.

Comecei a entender a importância do *fitting* na vida das pessoas, o quanto ele mudaria a realidade delas ao usarem sapatilhas de ponta e o quanto elas precisavam e buscavam por isso. Conforme escrevi no meu trabalho de conclusão da pós-graduação, o *estar em pontas* é um marco na vida da bailarina e representa um feito extraordinário para o corpo, que envolve força, flexibilidade, equilíbrio e demonstração de leveza, alcançados a partir de constante avanço técnico. Vi no *fitting* a chance de participar dessa realização também de forma prática e responsável, educando as bailarinas e gerando renda, tudo agora com uma bagagem ainda maior.

Em meio a essa vivência, entendi o propósito do *fitting* e, nele, reconheci meu propósito de vida. Mais do que fazer entender sobre produtos disponíveis, fabricantes, modelos, acabamentos, características e muitos outros detalhes das sapatilhas de ponta; dominar conceitos de disciplinas como anatomia do corpo humano, biomecânica dos pés, desenvolvimento técnico e físico das bailarinas, ele permite o contato com cada bailarina e a chance de contribuir de forma positiva com seu sonho na dança. O *fitting* é um processo potente e emocionante, que pode ser um divisor de águas na trajetória de uma bailarina! A partir de todas essas descobertas, aquela chama virou uma fogueira no coração, questionando-me: "ok, agora que você tem todo esse conhecimento, vai fazer o que com isso, senão compartilhar?". Conhecimento guardado é vazio demais, não é? Abri a agenda quando a minha filha estava com quatro meses e comecei a realizar *fittings* particulares nas lojas e numa salinha do meu prédio. Mas além de realizar muitos *fittings* educando através do processo individualmente, eu precisava escalar esse conhecimento e fazê-lo chegar ao máximo de pessoas possíveis. Enquanto eu falava para uma bailarina, uma professora poderia falar para vinte. Então, como uma boa advogada, compilei todo este conhecimento de anos de estudo e experiência em um processo, uma forma didática de execução, um passo a passo a ser seguido, facilitando a construção do pensamento no *fitting* até chegar na tão sonhada sapatilha de ponta ideal, para que todos os pensadores, educadores e demais profissionais da dança pudessem entender e colocar em prática.

Deste princípio surgiram os cursos de *fitting*, voltados para profissionais que já possuem experiência com ballet clássico, sejam professores, fisioterapeutas, educadores físicos, lojistas, bailarinos profissionais ou pessoas que realmente querem trabalhar com *fitting*, buscando disseminar educação através desse processo e, também, abrindo portas para uma nova ocupação profissional bem remunerada na área da dança.

E, agora, esse processo ou "método" para a realização do *fitting* está nas páginas deste livro, a fim de despertar mais e mais pessoas para esse conhecimento. Que esta leitura amplie seu pensamento — e seus horizontes — no mundo do ballet e das sapatilhas de ponta!

Laura Burity

A SAPATILHA DE PONTA E A HISTÓRIA DO BALLET
UMA BREVE PASSAGEM NO TEMPO

ESCRITO COM NATÁLIA SAMARINO[1]

O ballet como conhecemos na atualidade, recheado de normas e atribuições acadêmicas, originou-se nos salões das elites italianas do século XVI, onde foram introduzidos os *balletos*. Da Itália, viajou para a França com Catarina de Médici que, em sua mudança para casar-se com o rei Henrique II, fez questão de levar consigo a arte, a música e o divertimento italiano para a sua nova terra. Dessa forma, ela ficou marcada na história por ter introduzido na Corte da França do século XVI o *ballet de cour*, expressão que em tradução para o português significa "ballet de corte". O primeiro ballet de corte registrado como tal foi o *ballet comique de la reine*, "o ballet cômico da rainha", organizado por Catarina em 1581. A partir desta obra, o ballet foi aprimorando-se dentro das danças palacianas

---

1 Historiadora, escritora, bailarina, especialista em pesquisas de dança e ballet clássico e fundadora da Pas de Quatre Centro de Dança.

Passados alguns anos, outro marco que aprofundou a institucionalização do ballet também ocorreu na França. Luís XIV herdou de seu pai, Luís XIII, não apenas o trono francês, mas o amor pela dança e pelas artes. Além de entusiasta do ballet, ele era bailarino e passou a ser conhecido como o Rei Sol depois de sua performance espetacular no *Ballet de La Nuit*,[2] uma apresentação com cerca de 13 horas! Seu amor pela dança (e o desejo de institucionalizá-la) era tanto que, em 1661, ele criou a *Académie Royale de La Danse*, que mais tarde se tornaria o Paris Opera Ballet. É por causa de Luís XIV que todas as referências de ballet vêm da França, pois ele contribuiu com a institucionalização de métricas de técnica e dos passos, pedindo a seu mestre Charles Louis Pierre de Beauchamp que codificasse o ballet. Sua intenção era elevar a dança ao ápice da arte e dos saberes acadêmicos, por meio da criação de um corpo docente composto por treze mestres de dança.

2 "Simbolizando a centralidade do rei, estava um *tour de force* artístico e político de 1653, *Le Ballet de la Nuit*, que começava ao pôr do sol e retratava uma série de cenas noturnas com criaturas mitológicas representando o caos e a destruição: os poderes das trevas. Ao amanhecer, Louis, de 15 anos, apareceu como Apolo, deus grego da música, poesia, razão e harmonia. Adequado à identificação do deus com Hélios, portador da luz, o traje do jovem rei estava brilhando com joias. Louis era o centro brilhante de um ballet, simbolizando não apenas a ascendência de seu regime absolutista, mas também o papel do rei francês como uma figura quase religiosa. Louis ficou conhecido como o Rei Sol, resultado desse papel. Nessa época da história, o ballet era a mensagem. Sendo tão favorecida, a forma de arte cresceu em escopo e autoridade ao longo de seu reinado." (DEIRDRE, 2012, p.12, tradução livre)

Assim foi feito. As cinco posições que usamos até hoje foram criadas por Beauchamp! Desde então, a técnica do ballet foi se transformando, exigindo força, refinamento e ferramentas por parte dos dançarinos. (Este parágrafo poderia ser três vezes maior, falando sobre como a corte mantinha passos de ballet no dia a dia ou sobre quando Beauchamp perdeu suas anotações, mas vou focar em um brevíssimo resumo histórico para entrarmos no que é o *core* deste livro: sapatilhas de ponta e *fitting*.)

Caminhando alguns anos na história, surgiu na Academia Real da Dança de Paris, as primeiras mulheres profissionais de dança. Até então, o ballet era dançado apenas por homens, mesmo nos papéis femininos, eles dançavam "em travesti".

> Foi somente em 1681 que as dançarinas apareceram pela primeira vez no palco da Royal Academy of Music, durante uma reestreia do Triomphe de l'Amour. Eram quatro: Mesdemoiselles Caré, Pesant, Leclerc e La Fontaine. A companhia de dança da Ópera, que até então era composta exclusivamente por homens, estava finalmente se abrindo para dançarinas profissionais. Sua presença crescente tornou-se rápida e cada vez mais sentida, e as primeiras celebridades femininas da prestigiosa trupe parisiense logo se firmaram sob a liderança do mestre de balé Guillaume Louis Pécour. (LECOMTE, 2007, p.99)

Hoje sabemos que a partir do início do século XVIII, as bailarinas surgem como uma expressiva força de trabalho formal nas insti. .ições Reais. A análise documental de 145 libretos que vão dos *Ballet des Saisons*, em 31 de julho de 1700, a *Atys*, em 23 de dezembro de 1725, aponta que um total de 87 dançarinas apareceram no palco da Ópera. A presença de bailarinas como profissionais inaugura um novo tipo de demanda por produtos especializados para a cena, para treinamento e estudo. Os sapatos e vestimentas de ballet serão, a partir destas mudanças de foco na profissionalização, totalmente modificados.

Em meados do século XVIII, uma grande solista emerge, provocando uma revolução importante com relação aos figurinos e aos calçados (além dos comportamentos!). Marie de Camargo (1710-1770) desejava executar os giros e saltos vívidos que apenas os bailarinos homens faziam na época. No entanto, isso era difícil com a vestimenta das bailarinas. Não teve dúvidas: encurtou as saias, colocou ceroulas embaixo delas (fato que foi escandaloso à época) e desceu dos sapatos de salto.[3]

---

3   "A assinatura de Camargo era o movimento vigoroso executado com música alegre. Para se mover com velocidade ainda maior, ela tirou os saltos dos calçados para criar os primeiros sapatos de dança do mundo, o que lhe permitiu mais contato com o chão em preparação para a decolagem. Para exibir melhor seu fabuloso trabalho de pernas, Camargo também encurtou suas saias para o ponto médio da panturrilha, uma modificação no traje que precede a adoção no século XIX do tutu, o uniforme oficial da bailarina. A reforma do traje

Por meio da profissionalização da dança cênica em relação às instituições do rei, desde o início do século XVIII, os sapatos de dança já eram confeccionados em alta demanda e, inclusive, notados pela sociedade. Esses sapatos podiam ser chamados de scarpins e eram descritos como:

> um sapato de dança leve, com bico pontiagudo, sola única e salto e língua baixos é, ao mesmo tempo, elegante e confortável para dançar, especialmente porque pode ser facilmente flexionado e controlado como uma meia, que melhor permite dançar com graça, enquanto um sapato grande, grosso e largo, por outro lado, pesa no pé como um peso de chumbo. Com um sapato elegante você pode dançar na ponta do pé e executar todos os movimentos com estilo e quase sem esforço, enquanto com um sapato desajeitado você deve usar o máximo de força e não consegue nem subir na ponta do pé por causa do comprimento e das solas grossas. Este último tipo combina muito melhor com camponeses e granadeiros do que com dançarinos galantes. (TAUBERT, 1717, p.407-08)

Os sapatos totalmente sem salto eram conhecidos e muito encomendados pelos bailarinos de ópera, o que fomentava um comércio específico para este tipo de produto. A London Magazine, em 1734,

....

de Camargo foi logo adotada por outras bailarinas que buscavam liberdade de movimento." (DEIRDRE, 2012, p.28, tradução livre) menciona sapatos de dança sem salto e aponta para os consumidores deste modelo: "Estes eram usados por almofadinhas, acrobatas e dançarinos".

A situação de maior produção de sapatos de dança no século XVIII, relaciona-se principalmente com o mercado específico do teatro. O fato de tais sapatos não durarem muito também é evidente pelos subsídios concedidos a bailarinos profissionais. Quando Jean Dauberval assinou um contrato, no outono de 1762, tornando-o o primeiro dançarino da companhia de ballet de Noverre, em Stuttgart, ele deveria receber "2.500 florins anualmente e 130 florins em dinheiro para sapatos até a Páscoa de 1764". O próprio Noverre também recebeu um subsídio para calçados de 130 florins.[4]

Outro fator que demonstra o aquecimento do mercado de sapatos para cena era a necessidade de ter à mão uma variedade de estilos ou cores para harmonizar com trajes diferentes. Claramente, a expectativa era de que um profissional do teatro usasse muitos sapatos em cena, o que, por sua vez, implica que tais eram de construção frágil e se desgastariam muito rapidamente. Na verdade, a fragilidade destes sapatos foi indiretamente a causa da morte do dançarino Maximilien Gardel:

....
4   A citação e os números vêm de entradas no Wurtemberg Landschreiberrechnungen und Rentkammerprotokollen (K.44.F.18) e Oberhofmarschallamt (43.18.590), traduzido por Lynham (1972:182-83).

Ao descer de sua carruagem, em 1787, aparentemente usando seus sapatos de dança, ele pisou em um fragmento de osso caído na rua, e isso perfurou seu sapato e seu pé, e ele acabou morrendo de gangrena causada pelo ferimento. (GUEST, 1996, p.253-54)

Por volta de 1789, os sapatos já começam a ser amarrados com fitas para que não saíssem dos pés durante a execução dos movimentos, mas ainda não eram parecidos com as sapatilhas de ponta. Com a maleabilidade desses sapatos para a dança, o número de registros de bailarinos e bailarinas que se arriscavam a subir nas pontas dos pés começou a crescer exponencialmente nas casas de ópera e nas instituições oficiais de ensino. Em meados do século XVIII, isso era uma novidade, pois o trabalho em pontas era considerado inferior e utilizado somente por artistas de rua ou corporações de ofício em vilas. Não era incomum que alguns artistas levassem uma vida dupla como acrobata e dançarino; na realidade, essa era mais a regra do que a exceção. Consideremos a figura de Antoni, que foi, em sua época, o mais perfeito dançarino de corda já visto na França. Sua dança era nobre e fácil, de tal forma que um dançarino habilidoso poderia se apresentar em um palco. A esse talento, uniu-se o de saltar com admirável elevação, justiça e precisão, sem falar da sua originalidade na *dança do bêbado*, executada diversas vezes no palco da Académie Royale de Musique ao gosto de todos os conhecedores.[5] Sendo assim, a presença de técnica de ponta nos ballets das academias ligadas ao poder monárquico era uma grande novidade e mudança de paradigma do ensino e da ideia filosófica ligada à "Bela Arte".

A TÉCNICA PRECEDE O INSTRUMENTO

Percebemos nos registros históricos e literários uma onda crescente no tocante ao aprimoramento da técnica de pontas, denominada também como técnica sobre os dedos, *sur lórteil*, como cita Magri sobre os bailarinos:

> não permanece em equilíbrio na planta de um pé, como os outros, mas levanta todo o corpo na ponta do dedão do pé e endireita todas as articulações tão perfeitamente que a coxa, a perna e o próprio pé caem em uma linha perpendicular. (MAGRI, 1779, p. 91)

Em 1782, Giovanna Baccelli, estrela do ballet inglês, também adere à técnica de pontas, intercambiando o comércio de artistas chegando à maior instituição de ópera estatal da Europa Central e tendo sua técnica

---

5   PARFAICT, 1756, p.152-53.

de pontas ou *sur l'orteil* (no dedo do pé) reconhecida e registrada nos noticiários da época.

Ópera de Paris, em 1782, também alude aos *tours de force* de aterrissagem, equilíbrio e piruetas *sur l'orteil* ('no dedo do pé'): "Foi no segundo ato da obra *Électre*, ao som de Monsieur Sacchini, que Mademoiselle Baccelli estreou ontem. Não se pode negar que ela é uma dançarina muito agradável, que une força e uma execução brilhante a uma figura elegante; mas como seu estilo é absolutamente igual ao de Mademoiselle Dupré (que apareceu há alguns meses e que já tem muitos partidários), ela despertou menos admiração, especialmente em seus *tours de force* de pouso, sustentação e piruetas na ponta do pé [*sur l'orteil*] sem perder nada da nobreza e graça em seu papel, o que a primeira também fez. O *sur l'orteil* é dito daquela posição dos pés em que o corpo é transportado até a ponta dos dedos, isto é, aquela posição em que o corpo é transportado até a pequena falange do dedão do pé e até as pequenas falanges dos outros quatro dedos...[Em contraste,] ser *sur la demi-pointe* é dito daquela posição dos pés em que o calcanhar sai do chão enquanto o corpo é carregado para a frente do pé, ou seja, aquela posição em que o corpo é carregado para a parte posterior do osso sesamoide e os ossos metatarsos dos dedos dos pés. (BACHAUMONT, 1777-1789)

Percebe-se, portanto, o uso cada vez mais comum da técnica de ponta para ambos os gêneros na cena. O que, com os ideais da Revolução Francesa, juntamente com toda carga teoria do Iluminismo, aprofunda-se na moda de se tornar republicano, neoclássico.[6] Os ballets foram se tornando mais vívidos, vestimentas foram modificadas e a questão do aprimoramento técnico foi se baseando no tempo em que as bailarinas se mantinham nas pontas dos pés, e assim foram surgindo novos detalhes nos sapatos, mas outras ferramentas voltadas para o aprimoramento técnico também. Claramente, essas mudanças não estavam descoladas do contexto político ao fim do século XVIII. A inserção do traje da cena estava intimamente relacionada ao controle do corpo da mulher, o que explica o reinado da bailarina em pontas dos pés, no século XIX.

A Revolução Francesa colocou não só as temáticas populares no palco, mas inseriu a comunidade

....
6 "As festas revolucionárias esforçaram-se por transferir os ideais iluministas para a prática política. A construção de um 'corpo natural' com 'movimentos naturais' e como parte de um 'modo de vida natural' pertencia a tal empreendimento. Os chamados 'códigos de naturalidade' deveriam iniciar a reestruturação da sociedade civil francesa. As normas antigas e aristocráticas deveriam ser banidas. Em vez disso, uma nova rede de responsabilidades sociais deveria ancorar os sentimentos humanos 'naturais' como comportamento moral e tornar inequivocamente claras as verdades universais e imutáveis do Iluminismo e da Revolução. A reestruturação da cultura do movimento deve, portanto, ser entendida como parte de uma mudança fundamental dos códigos sociais e dos sentimentos morais." (BAXMANN, 2011, p. 99, tradução livre)

urbana na preparação para consumo da cena. Nas festividades do antigo regime, parte da população ficava do lado de fora, como observadora, no entanto, com a imposição das festividades revolucionárias, essa realidade se transforma e o povo é convidado a participar. Eles eram representados em danças como a *Carmagnole*, uma dança de roda, em banquetes, ou em procissões orquestradas como, por exemplo, os *cris d'allegresse* e os *pas joyeux*. A inserção dos ideais das mulheres virtuosas, trabalhados por Rousseau, materializavam-se em procissões e espetáculos nos teatros sob a veste das mulheres de branco. Os sapatos são uma peça-chave para compreender a estética atual das sapatilhas de ponta. As mulheres de branco,[7] deveriam utilizar sapatos que dessem a impressão de pés descalços, na tonalidade das peles das francesas, assim como as meias-calças e o acabamento de amarração em fitas dos calçados.

Essa simbologia da cor da pureza e da mulher virtuosa que se despoja de maquiagem, adereços e vaidade foi utilizada em massa pelos homens que estavam no poder político para manipular e enquadrar as mulheres em uma nova moral da época da "razão". Em pouco tempo, essas representações

---

7   Desde os anos iniciais da Revolução Francesa, os casos de aparições das mulheres de branco se fazem presentes e se multiplicaram, sendo imitados em várias cidades da França. "Em setembro de 1789, Madame Moitte encabeçou um grupo de vinte esposas e mães que, vestidas de branco, dirigiram-se à Câmara da Assembleia Nacional para doar as suas joias à nação." (BARTLET, 1992, p.116, tradução livre)

idealizadas se tornaram a regra nos grupos de bailarinas e atrizes. Grupos de mulheres, crianças e soldados marchavam em direção a um "Templo da Liberdade", onde adoravam a deusa da liberdade, dançavam em sua homenagem e prometiam usar as suas armas em sua defesa.

A disputa pelo poder culminou na militarização e construção do nacionalismo imperial sob a regência de Napoleão Bonaparte. As instituições estatais seguiram o modelo meritocrático e organizacional da estética militar, tendo o ballet como um dos veículos de representação cênica e educacional deste modelo. A nova classe social ascende ao poder: a burguesia. Os conceitos de família e virtude são modificados e a elite se revela como estratificada pela renda e conquistada pelo mérito. Neste contexto cultural surgem novos tipos de divertimentos, novos bailes, regados pelo exagero e pelo alto nível de envolvimento sentimental. A valsa representa o romance, a entrega, o divertimento e o torpor; era livre das regras rígidas das danças sociais de corte. Nela, o par podia se entrelaçar em abraço, devanear no balanço do compasso ternário, olhar nos olhos e trocar conversas mais reservadas enquanto desliza pelo salão. No início era proibida para mulheres solteiras, mas isso logo se modificou e virou uma febre. Os sapatos de dança também se adequam aos salões novamente, mas com muita diferença da sapatilha cênica.

O SURGIMENTO DA SAPATILHA DE PONTA

Barringer e Schlesinger (2012) trazem um excelente resumo sobre a função original das sapatilhas de ponta, que seria de substituir a máquina de voar criada por Charles Didelot, uma tecnologia que elevava as bailarinas na ponta dos pés, levantando-as com fios antes de levá-las embora, mas que lhes negava autonomia sobre seus movimentos (além de ser uma prática perigosa!).

A sapatilha ideal para técnica de pontas, por outro lado, permitiria que as bailarinas subissem na ponta dos pés sem o auxílio de fios, possibilitando o controle de seus movimentos, tornando-se, assim, um elemento coreográfico essencial.

O que precede a sapatilha de ponta é a técnica de pontas, na ponta dos dedos, e uma máquina de voar. Sim, você não leu errado. Esse foi o princípio. Em 1796, Charles Didelot,[8] que foi um mestre de ballet e grande influente no desenvolvimento do trabalho de pontas, estreou sua máquina de voar

---

8   "Além de mudanças fundamentais no espírito interno e na estrutura do ballet, Didelot fez muitas mudanças no lado externo e decorativo da questão: por exemplo, aboliu perucas, caftans franceses, sapatos com fivelas, argolas, postiços, moscas etc.; ele introduziu collants e túnicas, cuja conveniência foi apreciada por todos e que logo se tornou de uso geral; introduziu voos sem precedentes, que encontraram uso generalizado e foram posteriormente melhorados por muitos maquinistas, incluindo Thibault, Schroeder e Bury." (M. Borisoglebski, 1938, p.59, tradução livre)

("*Flying Machine*"), no Kings Theatre, em Londres, cuja tecnologia elevava as bailarinas na ponta dos pés. Funcionava assim: elas, primeiro, equilibravam-se momentaneamente na ponta dos pés, davam alguns passos e, eventualmente, levantavam-se no ar, voando acima do palco por vários minutos para a grande maravilha da plateia.[9] A tecnologia do aparelho foi gerenciada pelo engenheiro e mestre de palco Liparotti, que utilizou contrapesos e fios para elevar os bailarinos. Segundo Janice Barringer, em seu livro *The Pointe Book*, a sapatilha de ponta surgiu do desejo de retratar os ideais da era romântica, como etereidade, leveza e graça, nos ballets florescentes do século XIX. As bailarinas buscavam dar a ilusão de desligamento da terra, conquistando o espaço.

Algumas bailarinas foram apontadas como as primeiras a terem utilizado esse lindo recurso, entre as quais Geneviève Gosselin (1791–1818), que dançou como Flora, em *Flora and Zephyr*, coreografia de Didelot, em 1815. Alguns anos mais tarde, em 1821, foi a vez de Fanny Bias (1789–1825), bailarina da Ópera de Paris, dançar o mesmo papel de Geneviève.

---

[9] "A insistência de Didelot em utilizar suas pupilas como cobaias para experimentos em máquinas voadoras fez com que acidentes terríveis acontecessem com muitas, sendo o caso mais extremo o de Maria Danilova, que morreu após uma queda de um cabo cênico. Neste sentido, as mulheres russas que se formavam sob o julgo da direção moralista de Didelot eram obrigadas a se adequarem a um código misógino e, por consequência, exploradas em jornadas triplas, enaltecidas por meio da romantização do heroísmo atribuído à bailarina." (SAMARINO, 2024, p.21)

O problema da máquina era que ela negava aos dançarinos autonomia sobre os movimentos, por motivos óbvios, afinal, dançarinos estavam amarrados em cabos. Além disso, muitos críticos se preocupavam com a segurança deles e muitos acidentes ocorreram, mas Didelot era apaixonado (ou obcecado) pelo efeito de sua engenhoca, e continuou seus experimentos. Em 1810, passou a trabalhar com o bailarino e professor da Ópera de Paris Jean-François Coulon (1764–1836) no desenvolvimento da técnica de pontas. A intenção já era criar um sapato que possibilitasse o dançar nas pontas dos dedos, permitindo que as bailarinas subissem na ponta dos pés sem o auxílio de fios, o que possibilitaria o controle de seus movimentos

Na Ópera de Paris, no período conhecido como restauração, as evidências documentais apontam para uma supremacia no uso de sapatos femininos para se treinar e expor o equilíbrio nas pontas. Amalia Brugnoli (1802–1892) é talvez a mais conhecida pelo pioneirismo nas danças em pontas. Isso porque ela trabalhou em Viena, para onde todos os olhares de uma elite extravagante estavam voltados. A terra da valsa exigia, no mínimo, um destaque artístico e a melhor e mais exuberante performance, e Brugnoli conseguia se encaixar perfeitamente nos padrões vienenses. Seu sucesso e o número imenso de referências a ela denotam essa predileção quando se fala em pioneirismo nas pontas, mesmo que esse pioneirismo não seja literal, já que havia outras bailarinas trabalhando e desenvolvendo esta técnica alguns anos antes, com ou sem máquina de voar.

Em 1823, Brugnoli de fato surpreendeu ao fazer uma performance inteira nas pontas dos pés no *Ballet La Fée et le Chevalier*, de Armand Vestris, passando mais tempo sobre as pontas dos dedos sem máquina de voar. Os sapatos de Brugnoli eram feitos de cetim, com bico um pouco mais estruturado e levemente reforçado com pontos e cerzidos. No entanto, devido ao nítido e considerável esforço para ficar na ponta dos pés, sua dança ainda carecia de fluidez e graça. Ainda assim, impressionou outras bailarinas da época, que passaram a praticar a dança desta nova maneira. Uma delas foi Marie Taglioni (1804–1884), que estava na plateia e que, a partir dali, começou uma nova jornada de aperfeiçoamento da sua técnica de pontas.

Marie Taglioni é, por si, um marco na história do ballet. Nasceu no ano de 1804, em Estocolmo, filha do dançarino e coreógrafo italiano Filippo Taglioni e da dançarina e musicista sueca Sophie Karsten. Um ano após seu nascimento, mudou-se com a família para Viena, para que seu pai pudesse seguir sua carreira como dançarino e coreógrafo. Quando Filippo foi contratado, em 1809, como primeiro bailarino e mestre de ballet da Royal Opera House, na corte de Jérôme Bonaparte, o Rei da Vestfália, a família Taglioni o seguiu para Kassel.

No entanto, em 1813, devido aos perigos das Guerras Napoleônicas, a Família Taglioni teve que fugir de Kassel, separando o casal Sophie e Filippo. Sophie então se aloja em Paris, com seus dois filhos, Marie e Paul. Foi nesta ocasião que Marie começou a estudar com Jean-François Coulon. A mãe de Marie a inscreveu na audição para as aulas de Jean Aumer, um amigo de seu pai. Depois de ver Marie executar vários passos de dança, Aumer disse à mãe que Marie nunca seria uma boa dançarina e a aconselhou a fazer de sua filha uma costureira. Por outro lado, Madame Gardel — que foi uma grande bailarina da Ópera de Paris por quase 30 anos — pensou que se Marie trabalhasse sua técnica, ela teria sucesso.

Devido a muitas dificuldades financeiras, Sophie começou a traçar um plano de carreira para sua filha, onde, em correspondência com Filippo, elogiou os talentos de sua filha a tal ponto que ele obteve um contrato para Marie como primeira bailarina no Imperial and Royal Court Theater, em Viena, onde ele ocupava a posição de mestre de ballet. Marie ficou consternada com esta notícia, pois sabia muito bem que não estava em condições de ocupar aquele cargo. Coulon concordou com ela, mas, diante do nível de esforço que Marie Taglioni demonstrava, ele investiu contínua e exaustivamente em seu treinamento. Enquanto isso, Filipo, que queria que a filha fosse maravilhosa e diferenciada na história do ballet, juntou-se ao sapateiro que prestava serviços ao teatro, Janssen of Paris, para aprimorar os sapatos que seriam usados por Marie Taglioni, que viriam a ser a referência da primeira sapatilha de ponta. Após a chegada de Marie em Viena, em janeiro de 1822, seu pai instalou um piso especial em seu apartamento para que Marie pudesse estudar. Ele imediatamente percebeu que ela não estava nem um pouco preparada para sua estreia e disse que ela precisaria se esforçar muito. Marie teve aulas durante seis horas por dia: duas horas pela manhã, duas horas antes do jantar e duas horas antes de ir para a cama. Esse treinamento forjou uma nova técnica, ainda nunca vista no ballet.[10] Essa nova forma de dançar ficou restrita em Viena, ao longo dos anos de 1824 a 1827.[11] Somente com o impacto de Marie Taglioni em Paris, é que o mito da sapatilha de ponta e todos seus adjetivos se firmariam

....

10 Marie fez sua estreia em 10 de junho de 1822, no ballet *La Réception d'une nymphe au temple* de *Terpsichore,* coreografado por Filippo Taglioni.
11 Marie lista os ballet coreografados e apresentados por seu pai em Stuttgart, de 1824 a 1827. Ela também participou das festas na corte do Rei de Württemberg e, em particular, nos *tableaux vivants* das pinturas Belisarius Begging for Alms e The Oath of the Horatii de Jacques-Louis David.

na cultura do ballet. Ela fez sua estreia na Ópera de Paris em 23 de julho de 1827 e se apresentou na companhia seis vezes, entre julho e agosto.

> Em *Souvenirs*, Marie descreve como suas sapatilhas de balé precisavam ser preparadas e como ela precisaria de dois ou três pares para cada apresentação: "Encontrei Mme. Briol em Paris, em profunda miséria, e dei a ela trabalho para fazer, minhas sapatilhas de balé para costurar. Quando alguém não foi bailarino, não consegue entender o que significa costurar sapatos; consiste em um cerzido que é feito ao redor da ponta do sapato para que o tecido não rasgue muito rápido. Sem essa preparação, nós os teríamos apenas um instante em nossos pés; nos primeiros passos de dança, eles estariam em farrapos. Normalmente é uma tarefa que fazemos nós mesmos, leva muito tempo e é muito chato. Tendo sido dançarina, Mme. Briol os preparou muito bem. Eu daria a ela 50 centavos por cada par; ela faria um par por hora. Não posso dizer quantos ela preparou dessa forma, mas o número era muito grande, pois toda vez que eu dançava, eu colocava dois ou até três pares em cada apresentação. Ela me enviava todos os que eu precisava, ou para a Rússia ou para a Inglaterra, ou eu os mandava fazer em Paris por Janssen, o único sapateiro que sabia fazer esses sapatos com perfeição. (GOLDSCHMIDT, 2018, p.113)

Em 1832, Taglioni estreou usando uma nova tecnologia de sapatilhas de ponta, criada por ela e para ela, no papel de *La Sylphide*, na Ópera de Paris, espetáculo que ficou conhecido historicamente como o primeiro ballet romântico. A sílfide era uma criatura etérea cujos calçados de cetim, assim como suas asas, marcavam-na como diferente das mortais da aldeia. As sapatilhas de Taglioni eram feitas de cetim macio e continham uma sola de couro. Elas tinham costuras nas laterais para que os dedos ficassem mais justos e, assim, fosse possível se manter por mais tempo nas pontas dos pés.

A performance de Taglioni em *La Sylphide* não apenas inaugurou a Era Romântica no ballet clássico, como também introduziu a dança nas pontas como um elemento coreográfico essencial. O ballet romântico não evoluiu isoladamente, mas como um aspecto de um movimento que envolveu todas as formas de arte no início do século XIX. Era parte de uma revolta contra a tradição do século XVIII de enfatizar a perfeição clássica sobre o sentimento e o significado.

O período romântico no ballet estendeu-se aproximadamente de 1830 a 1870 e refletiu as tendências convergentes em todas as artes e no próprio movimento social. O ballet desceu dos palcos e alcançou as ruas. Formas arcaicas, roupas empetecadas e excesso de afetação cederam lugar ao sentimento e à maneira apaixonada de encarar a vida. A sílfide ganha lugar como a figura ideal do feminino e, além disso, os progressos científicos da época contribuíram para a realização dos ideais românticos em espetáculos cênicos, associados à iluminação a gás. Por outro lado, os teóricos da dança trabalhavam no sentido de verticalizar cada vez mais a figura dos bailarinos, considerando também o fato de que, há algum tempo, o público assistia aos espetáculos de baixo para cima, ou seja, o palco ficava num plano superior em relação ao espectador. A técnica de pontas passava a surgir e, daí para a sapatilha de ponta, acessório que veio realizar a possibilidade de autonomia dos passos, o ideal de imaterialidade, espiritualidade, visão diáfana e alada, e que se tornaria, definitivamente, o símbolo da bailarina clássica, foi um pulo, conforme afirma a bailarina Eliana Caminada (1999).

É fato que desde o início, o figurino do ballet romântico enfatizou o gênero como problemático e sexualizou as personagens femininas e, por meio delas, a própria bailarina. O traje de ballet não era "histórico", mas completamente fora da realidade: nenhuma classe social, guilda ou profissão usava tal traje. Em vez disso, a distância entre as roupas usadas dentro e fora do palco abriu caminho para um novo tipo de aparência com um conteúdo simbólico novo. Transformou as mulheres no palco em uma categoria abstrata: a mulher em si com um certo sistema de valores éticos associado. Os enredos dos ballets românticos das décadas de 1830 e 1840 envolviam sílfides assassinas, escravas rebeldes e amazonas que lutavam contra a sociedade patriarcal. Eles retratavam as mulheres como boas ou más, atenciosas ou tentadoras, fortes ou fracas, mas quaisquer que fossem seus papéis, elas eram, principalmente, mulheres. No entanto, a criação ficava com os homens. A. E. Theleur foi provavelmente o primeiro professor a desenvolver uma técnica para fortalecer o pé, ou seja, mulheres faziam o trabalho duro e os homens o registravam. Em suas *Cartas sobre a dança*, de 1832, cujo título é uma referência intencional ao livro homônimo de Noverre, Theleur apresentou vários exercícios que resultaram em um pé robusto.

> Na realidade a construção de um tipo de vestimenta e calçado exclusivo para a bailarina e o bailarino, traçou fronteiras entre a ideologia e a realidade, criando uma realidade materializada. Ou seja, vestir-se de tutus e usar sapatilhas com fitas virou sinônimo somente de bailarina, não só um sinônimo, como principalmente um produto. E com o desenvolver da era vitoriana, só fez se aprofundar na praticidade do mercado de mulheres e sapatilhas. (SAMARINO, 2024, p. 27)

A EVOLUÇÃO DA SAPATILHA E DA TÉCNICA DE PONTAS

Apesar de Marie Taglioni receber o crédito por ser a primeira a dançar na ponta, não há uma concordância expressa entre os historiadores da dança sobre a data e o local precisos da primeira apresentação de uma bailarina específica nas pontas. Por outro lado, ninguém discorda que ela foi um marco, tampouco do fato de que a introdução da dança *sur les pointes* teve um efeito muito profundo na técnica do ballet.

No início, as bailarinas só conseguiam ficar na ponta dos pés por um curto momento, porque as primeiras sapatilhas de ponta não tinham a estrutura e resistência das sapatilhas modernas. Eram apenas sapatilhas de ballet sem partes rígidas, sendo fortemente reforçadas apenas com cerzidos e costuras ao redor dos dedos. Isso significava que as bailarinas dependiam principalmente de sua própria força através dos dedos, os quais elas "amarravam" ou "atavam" com camadas de faixas de tecido e algodão para mantê-los unidos. Ao ler sobre isso, começamos a entender (ou supor) os motivos pelos quais os primeiros boxes eram tão estreitos. Também por isso não era possível realizar muitos passos, giros e equilíbrios sustentados na ponta como esperamos no uso de pontas de hoje em dia. Portanto, podemos dizer que a história das sapatilhas de ponta é também a história da técnica das pontas.

O imperialismo avançou ainda mais entre as décadas de 1850 e 1890, imprimindo na cultura e nas vestimentas os papéis a serem representados na vida social, era mais uma forma de performance para o domínio. No caso das bailarinas, a hipersexualização aliada à infantilidade reinou nos planos de controle pelas classes dominantes. Casta e promíscua, era o que se imaginava de uma artista da dança clássica. (A bailarina era mais uma proletária que, com o passar dos anos sob as rédeas do imperialismo, teve seu trabalho constantemente sucateado.) No caso das sapatilhas de ponta, estas foram tidas como uma parte indissociável do corpo de uma bailarina. E a tecnologia envolvida na produção deste sapato especial avançava para deixá-lo cada vez mais resistente para que as bailarinas conseguissem girar e se equilibrar por mais tempo em pontas.

Os sapateiros italianos impulsionaram muito o desenvolvimento das sapatilhas de ponta no final do século XIX. A partir daí, inicia-se um ciclo de evolução com a busca pelo aprimoramento da técnica de pontas, além da busca por um calçado para proporcionar esse aprimoramento. Ou seja, primeiro veio a técnica de pontas, depois a busca por um instrumento que permitisse que a bailarina realizasse os passos com mais exatidão. Começam a ser fabricadas sapatilhas com certa resistência, que davam mais apoio aos pés e forneciam o suporte necessário, permitindo que a bailarina transferisse parte de seu peso para o sapato em dois locais críticos, sob o arco e ao redor dos dedos dos pés.

A técnica de pontas é o que denominamos hoje com a parte da técnica de ballet clássico que diz respeito ao trabalho nas pontas dos pés, suportando todo o peso do corpo nas pontas dos seus dedos totalmente estendidos, o que é executado hoje dentro de sapatilhas de ponta. Afirmamos que uma bailarina está em pontas ou nas pontas quando o corpo está totalmente apoiado sobre os dedos, com a devida verticalidade, pés em flexão total, tocando toda a plataforma da sapatilha no chão.

> Portanto, para se ganhar o estrelato é necessário ser a mais virtuosa em palco, e uma ponta adequada é essencial. Quem sai na frente no avanço tecnológico das sapatilhas de ponta são os sapateiros italianos. Esses profissionais impulsionaram o desenvolvimento das sapatilhas, modificando as biqueiras, e apresentavam caixas feitas de jornal, pasta de farinha e papelão, com palmilhas reforçadas com couro. Eles permitiram que os dançarinos italianos executassem movimentos mais impressionantes nas pontas, incluindo equilíbrios sustentados e múltiplas piruetas. (SAMARINO, 2024, p.28)

O caminho nas pontas desde a época de Taglioni até os dias atuais foi longo e árduo. Muitos fabricantes de sapatilhas de ponta foram surgindo de acordo com as necessidades que o aprimoramento técnico das bailarinas trazia, seja pelo método, pelo ballet que iriam dançar, pela necessidade de produção em massa, ou por diversos outros motivos, e foi somente a partir do século XX que apareceram os modelos confeccionados com uma estrutura mais robusta e mais adequada no que, hoje, chamamos de box. Além disso, suas palmilhas ficaram mais duras e a plataforma mais larga. Vários métodos foram usados para reforçar a biqueira desse sapato. Essa evolução permitiu a demonstração de novas aptidões técnicas.

As bailarinas virtuosas tinham sapatilhas diferentes das bailarinas refinadas, e o século XX foi marcado por essas modificações nas formas, funcionalidades e ergonomia das sapatilhas de ponta. É válido considerar que nessa época havia duas escolas principais — e rivais — de ballet na Europa: a escola francesa, que Petipa levou para a Rússia, e a escola italiana, da qual o bailarino Enrico Cecchetti é um exemplo famoso. Enquanto a escola francesa enfatizava o refinamento, a escola italiana era mais atlética; seus dançarinos desenvolveram panturrilhas e coxas poderosas. Cada um à sua realidade, a escola italiana elevou a técnica de pontas ao limite para alcançar feitos virtuosos deslumbrantes. Os italianos tinham uma arma secreta, um segredo comercial bem guardado para fazer várias piruetas: o *spotting*. Eles também tinham sapatos melhores e mais resistentes. Pierina Legnani foi a primeira a fazer 32 *fouettés* na ponta e causou grande sensação em 1893, quando dançou *Cinderella* na Rússia. Logo, todas as bailarinas russas tiveram que se atualizar tecnicamente, mas descobriram que não conseguiam executar os mesmos movimentos com suas sapatilhas macias, correndo atrás para que os sapateiros russos produzissem sapatilhas com palmilhas mais resistentes também.

Grandes bailarinas russas da época, como Tamara Karsavina, por exemplo, conseguiam usar sapatos italianos macios, mas outras bailarinas e estudantes precisavam de mais apoio. Então, na Rússia, a sapatilha de ponta ficou bastante resistente, o que se mantém como um padrão até hoje, pois a técnica russa exige mais saltar na ponta do que rolar — outro exemplo da interdependência da técnica da ponta e das sapatilhas. Mas será que elas saltam mais porque as sapatilhas não têm muito rolamento, ou preferem sapatilhas mais duras porque gostam de saltar mais? Eis a questão.

Quando partimos para o início no século XX, o nome de Pavlova salta alto na história. Em 1906, as sapatilhas de ponta já eram muito mais próximas das usadas hoje. Sua estrutura na frente e as customizações já eram muito contemporâneas. E foi a lendária bailarina Anna Pavlova (1881 – 1931), primeira bailarina do Ballet Imperial Russo, que influenciou mais uma evolução do mercado da época. Pavlova, que tinha arcos muito flexíveis e instáveis, adicionou entressolas de couro em suas sapatilhas de ponta para garantir um suporte extra. Supostamente, isso fazia parte de seus preparativos secretos para sapatos. Dizem também que depois de ter dançado em sapatos com plataformas mais largas, ela retocou todas as suas fotos para fazer as pontas parecerem mais estreitas, preservando o ideal romântico de dançar com pontas mais finas.

Quando se apresentou pela primeira vez nos Estados Unidos, Pavlova equipou sua companhia de ballet com sapatos feitos por Salvatore Capezio, o sapateiro que atendia ao Metropolitan Ópera. Dessa forma, ajudou a lançar a primeira marca internacional de sapatilhas de ballet, a Capezio, fundada originalmente em 1887 e que existe até hoje. Como gesto de agradecimento, Salvatore Capezio nomeou uma sapatilha de ponta em sua homenagem: La Pavlova, e ainda possui uma de suas sapatilhas originais exposta na loja em Nova York. Assim, entendendo que as estruturas e necessidades técnicas vão fomentando uma à outra, percebemos a evolução de ambas de forma entrelaçada ao longo do último século e meio, e não há razão para o progresso parar.

O século XX trouxe para a tecnologia da sapatilha de ponta a adaptação a vários tipos de pés a mando da indústria cultural, que acelera o consumo de produtos culturais. Fábricas são fundadas para esse novo mercado, e a sapatilha se torna cada vez mais um elemento essencial no ballet.

HISTÓRIA
DAS MARCAS E DA EVOLUÇÃO DOS MODELOS

Como vocês já perceberam nesta breve leitura até aqui, o caminho nas pontas até os dias atuais foi longo e cheio de atualizações, desde os mais simples detalhes nos modelos, até o surgimento das grandes marcas de sapatilhas. Essas são histórias que eu amo e quero muito dividir com vocês. Muitos fabricantes surgiram de acordo com as necessidades que o aprimoramento técnico das bailarinas foi trazendo, fosse pelo método, pelo repertório que iriam dançar, pela necessidade de produção em massa, enfim, por diversos outros motivos.

São quase 140 anos desde o surgimento da primeira marca oficial de sapatilhas de ponta, a americana Capezio, e as sapatilhas continuam sendo produzidas com as mesmas matérias primas: cola, tecidos, papel, couro, algodão, cetim; e através do processo tradicional e artesanal de fabricação de sapatilhas de ponta, que é semelhante ao processo do papel maché, em camadas. Existe, inclusive, um questionamento bem pertinente: por que em um tênis de corrida existe muito mais tecnologia que em uma sapatilha de ponta, onde o desempenho dos bailarinos fica reduzido a uma pequena plataforma, recheada de tecido rústico, cola de farinha de trigo e papel?[12]

Em 1993, a marca Gaynor Minden trouxe ao mercado uma grande inovação, a possibilidade de um novo material na fabricação das sapatilhas de ponta, uma tecnologia à base de polímeros, material termoplástico e de alta resiliência também associado ao uso de uma camada de espuma especial para alta redução de impacto, o Póron. Hoje há mais de 125 marcas de sapatilha de ponta no mundo, mas apenas nos últimos anos os principais fabricantes, inspirados na Gaynor, passaram a trabalhar com novos materiais. Eles também têm criado muitos modelos, a fim de alcançar os mais diversos tipos de pés. É fascinante ver o que hoje está sendo oferecido aos bailarinos e como as empresas mais novas anunciam, produzem e promovem suas sapatilhas.

Então, vamos fazer uma viagem histórica pelo surgimento das principais marcas do mundo (por-

---

[12] Nota da autora: Esse é um pensamento totalmente baseado em opinião pessoal, lapidado no meu achismo e inconformismo, mas fico pensando por horas nos motivos pelos quais eles só usam os pés para andar e correr e tem tanta tecnologia, enquanto nós estamos verticalizadas nas pontas dos dedos, numa posição tão extraordinária! Por que ninguém se preocupa com a gente? (risos).

que se eu fosse falar sobre todas as 127 marcas da minha lista, precisaríamos de um livro inteiro só para isso). Faremos uma breve linha do tempo, para que possamos ver o que cada uma trouxe e como aconteceram os avanços na tecnologia das sapatilhas de ponta até chegarmos na realidade atual:

- **1887 – CAPEZIO**
  Fundada por Salvatore Capezio, um sapateiro italiano que com apenas 17 anos de idade imigrou para os Estados Unidos e abriu uma pequena oficina de calçados a poucos passos do Metropolitan Opera House de Nova York (The Met). A placa acima da porta dizia: "O sapateiro teatral e histórico". Ele começou consertando os sapatos teatrais para o The Met. Salvatore rapidamente fez a transição para quem fabrica sapatos, quando fez um par emergencialmente para a estrela da ópera polonesa, Jean de Reszke. Conforme consertava e observava os sapatos das bailarinas, descobriu que as sapatilhas de ponta exigiam um equilíbrio desafiador entre construção delicada e engenharia complexa. Ele se encantou pelo desafio e poucos sapateiros da época estavam tão determinados quanto Capezio a encontrar esse *balance* perfeito. Começou, então, a fabricar sapatilhas de ponta, inclusive para Anna Pavlova e sua companhia.

1903 – Gamba

Marca mais antiga da Grã-Bretanha, fundada em Londres por Luigi Gamba, que só começou a produzir sapatilhas de ponta em 1912. Antes disso, dançarinos ingleses importavam seus sapatos da Itália. Curiosidade: o primeiro inglês a fazer sapatilhas para Anna Pavlova foi o sapateiro de Gamba, Alfred Furse. Hoje, a Gamba pertence à marca francesa Repetto. Um dos sapateiros que trabalhou na Gamba por muitos anos foi Frederick Freed.

1914 – Nicolini

Fundada na Itália por Romeu Nicolini, a marca era conhecida por fabricar sapatos leves e quase silenciosos no palco. Suas sapatilhas de ponta estavam nos pés de Anna Pavlova e Tamara Karsavina. Não está mais em operação, mas seu nome se tornou um estilo de sapato vendido pela Capezio, que carrega a história de ter "incorporado" tanto a marca quanto o próprio sapateiro.

1915 – Colombo

Surgiu na pequena cidade de Gorgonzola, próxima a Milão, na Itália. A empresa foi fundada por um artesão chamado Agostino Beretta — e era pelo sobrenome dele que a marca era conhecida na época. Uma característica interessante e merecedora de aplausos era o propósito de Beretta de fabricar uma sapatilha de ponta com maior durabilidade. Para isso, ele adicionou uma folha fina de carbono em sua palmilha, conferindo à sapatilha uma resistência bem mais alta. Entre 1960 e 1967, a empresa cresceu e passou a exportar sapatilhas para vários lugares, como Inglaterra, Holanda e países da África. Em 1967, a filha do Sr. Beretta, Tina, ingressou no negócio e, mais tarde, em 1989, seu filho Colombo Fabio assumiu o comando da empresa. Agostino Beretta morreu em 1977 e sua dedicação em criar sapatos de dança de qualidade é algo para todo amante de ballet admirar e respeitar.

1915 – Regina

Fundada na cidade de Perugia, na Itália, a Regina tem o diferencial de construir sapatilhas de alta qualidade, feitas 100% à mão por artesãos especializados. Sua caixa é composta por uma mistura de materiais totalmente naturais e adesivos que, com o calor do corpo, adaptam-se perfeitamente à forma do pé, além de usarem folhas de carbono para reforço das palmilhas.

1919 – Porselli

Fundada em Milão por Eugenio Porselli (confesso que babo por ela!). A partir de uma sólida tradição familiar, a casa milanesa fabrica uma sapatilha de qualidade, fruto de experiência e profissionalismo. Já nos anos 1930, a Porselli tinha escritórios em Londres e P is. Hoje sua produção se estabeleceu em diversos lugares e é elogiada nos Estados Unidos e no Japão.

1924 – Leo's

A Leo's Dancewear Inc. foi fundada pelo designer de calçados Leo Harris. Era uma pequena fabricante de roupas de dança, que começou suas atividades no antigo prédio do Capitólio, no centro de Chicago, Estados Unidos. O sonho de Harris, no entanto, era produzir os melhores sapatos artesanais do mundo — ele foi o primeiro designer a falar sobre diferenças dos pés, os arqueados e não arqueados, inclusive lançando palmilhas com diferentes níveis de arqueamento. Por volta de 2012, a marca foi incorporada pela Bloch, mas algumas de suas sapatilhas, meias e acessórios continuam levando o seu nome.

1925 – Landi's

As sapatilhas de ponta da nova iorquina Landi eram feitas com excelente artesanato. Em 1927, lançou uma gáspea que estreitava na frente e atrás, o que parecia manter os dedos esticados, reduzir a tendência de "dobrá-los" e distribuir o peso uniformemente. Há manchetes de jornais de 1934 que já mostravam as sapatilhas sendo vendidas com courinho para proteção de sua plataforma. Uma marca sempre inovadora, né? Infelizmente a empresa não está mais em atividade.

1929 – Freed of London

Fundada pelo sapateiro Frederick Freed e sua esposa, que revolucionaram a indústria de calçados de dança costurando sapatos às necessidades individuais de um dançarino. Esse conceito de customização foi o nascimento oficial do *fitting*! (Digo "oficial", porque começaram a usar essa nomenclatura, mas antes disso as sapatilhas já eram feitas sob medida e cheias de personalizações para as bailarinas.) E Freed, sim, esse Freed é o que trabalhou como sapateiro na Gamba por muitos anos, até abrir sua própria confecção. Até hoje essa filosofia permanece na marca e os sapatos Freed of London continuam sendo feitos à mão no Reino Unido e atendendo à maioria das companhias de ballet do mundo. Sua sede original era um porão em Covent Garden, e até hoje eles têm uma loja linda na mesma região, que é bem pertinho do Royal Opera House, o suprassumo da localização, *bailarinisticamente* favorável!

1932 – Bloch

Durante o auge da Grande Depressão, em 1930, Jacob Bloch, um sapateiro profissional, imigrou para a Austrália, levando com ele sua adoração pela música e pela dança. Já tinha ouvido falar sobre o mercado das sapatilhas de ponta e, de repente, deparou-se com a dificuldade das bailarinas em adaptar seus próprios sapatos. A partir dali ele prometeu a si mesmo que faria a sapatilha ideal e mais confortável para as bailarinas. A primeira loja da Bloch foi inaugurada em Paddington, Sydney. Hoje, a Bloch é dirigida pelo neto do Sr. Jacob, David, e segue com diversos princípios da sua origem, principalmente o propósito de inovação e conforto. A empresa tem uma operação internacional muito grande, está nos principais países e tem fábricas espalhadas ao redor do mundo. Hoje, inclusive tem operação de loja aqui no Brasil, desde o final de 2018, processo do qual tenho muito orgulho de ter feito parte. O grupo Bloch também contempla marcas incorporadas, como Mirella e Leo's.

1947 – Repetto

Marca francesa idealizada pela costureira e dona de um pequeno ateliê, Madame Rose Repetto. Seu filho era Roland Petit, bailarino da Ópera de Paris. O primeiro par de sapatilhas (as famosas *ballerines*) da Repetto foi confeccionado a pedido de Roland, que sofria com dores nos pés após seus treinos devido ao desconforto dos calçados que usava. A marca ganhou fama na década de 1950 e virou queridinha de grandes nomes, como Brigitte Bardot, tornando-se a "sapatilha francesinha", como é conhecida até hoje. A Repetto também ganhou espaço com a produção de sapatilhas de ponta e já chegou a ter 2 lojas no Brasil, em São Paulo, mas fecharam no período da pandemia de covid-19. Temos esperança de tê-la de volta por aqui!

1947 – Schachtner

Fundada por Wilhelm Schachtner, em Viena, foi a primeira fabricante de sapatilhas da Áustria, com um processo de confecção exclusivo e 100% manual. As sapatilhas são conhecidas pela alta durabilidade e estão entre as mais leves do mercado. Há três modelos diferentes, com nomes próprios (fato que eu adoro): Barbara, Sophie e Laura.

1950 – Chacott

A história dessa marca japonesa começou quando um par de sapatilhas gastas, que ninguém conseguia consertar, foi colocado em frente a uma loja de sapatos, em Tóquio. Um jovem de 20 anos, cheio de curiosidade, resolveu comprá-las a fim de recuperá-las. Esse encontro foi um começo da história de Chacott, que tinha o nome Seishi-Sya quando a empresa foi fundada. Hoje, é vendida em todo o mundo e vive uma fusão de sucesso com a marca inglesa Freed.

1974 – Merlet

Marca francesa, original de Limoges, fundada pelo sapateiro Roger James Merlet. Roger decidiu desenvolver sapatilhas de ballet depois de receber uma encomenda de uma bailarina, esposa do violinista Roger Béchade. A Merlet tem muitas sapatilhas com design bonito, bem parecida com a proposta da Gaynor, de perfil baixo, mas com um diferencial incrível que é o tecido do interior das sapatilhas, todos de altíssima qualidade e maciez, além de coloridos! Um de seus lançamentos inovadores foi a Lisa, uma sapatilha muito confortável, que troca a palmilha e é à base de polímeros.

1975 – Capezio Brasil

Aqui temos uma história que pode ser contada de diversas formas, mas eu prefiro a versão de que esta foi a primeira marca oficial do Brasil voltada para o ballet. Fundada pelo Sr. Luís, antes era chamada de Rommeo e Halpe ("Halpe", em tese, viria de Halina e Pedro, que fabricavam sapatilhas também), depois carregou o nome de Capezio do Brasil. A marca tinha uma fábrica no interior de São Paulo, na cidade de Osvaldo Cruz, além de uma parte fabril e de distribuição no bairro do Ipiranga, na capital do estado de São Paulo, onde tudo começou. Após a pandemia de covid-19, a empresa passou por algumas situações que a impossibilitou de se manter em atividade.

1982 – Sansha e F.R. DUVAL

As duas marcas foram fundadas em Paris por Franck Raoul-Duval, um francês de 25 anos apaixonado por dança, que criou um tipo de sapatilha de meia-ponta com solado dividido. As sapatilhas de ponta da marca Sansha são conhecidas por serem modelos acessíveis, mas funcionais, populares entre estudantes e profissionais. O Sansha Recital já foi um dos modelos de sapatilhas para iniciantes mais vendidos do mundo. Já a F.R. Duval se posiciona diferentemente no mercado, oferecendo sapatilhas de ponta de última geração, usando uma combinação de materiais que proporcionam durabilidade e uma grande sensação de segurança, como polímeros e redutores de impacto, além de centenas de variações de palmilhas, gáspeas, larguras etc.

1984 – Millenium

Marca brasileira idealizada por Dalal Achcar. Sua loja se localiza no bairro do Ipiranga, em São Paulo. A Millenium já foi uma das sapatilhas mais vendidas no Brasil e chegava em praticamente todas as cidades possíveis, de norte a sul, mesmo antes do advento da internet.

1986 – Só Dança

A Só Dança é a maior marca brasileira hoje e também está no ranking das maiores marcas de dança do mundo. Fundada em São Paulo, é uma empresa familiar que nasceu com o propósito *Fit&Care*, produzindo sapatilhas com diversas larguras e possibilidades de palmilha nos mesmos modelos. Em 1989, decidiram levar a fábrica principal para Osvaldo Cruz, cidade de origem dos fundadores, onde está localizada até hoje. A Só Dança possui atualmente quatro fábricas, uma delas na República Dominicana, exportam para mais de setenta países e possuem mais de mil funcionários, além de vestir e calçar muitos dos principais bailarinos do mundo. Possuem quase vinte modelos de sapatilha, todas com muitas possibilidades de box, larguras e palmilhas, deixando um imenso leque de possibilidades de ajustes para sapatilhas de ponta.

1989 – Grishko

Fundada por Nikolay Grishko, em Moscou, Rússia, depois de ouvir — por meio de Tamara, sua esposa e ex-bailarina — dançarinos reclamarem de seus calçados. Tornou-se uma empresa muito bem posicionada no mercado com produtos de qualidade e alta tecnologia. Hoje, nos Estados Unidos é denominada Nikolay. A Grishko é uma marca lendária de sapatilhas de ponta e que leva muito do tradicionalismo russo, ou da fama das sapatilhas russas para si. Hoje, a marca conta com mais de trinta modelos e diversos tipos de largura e nível de rigidez de palmilha em cada uma, o que abre quase infinitamente o leque de possibilidades nas sapatilhas. É muito valorizada por sua versatilidade nas sapatilhas de ponta.

1991 – R-Class

A russa R-Class surgiu como um pequeno estúdio de elite que criava calçados profissionais de ballet para solistas dos principais teatros russos. A empresa avançou, priorizando uma produção artesanal de alta qualidade e desenvolvendo sapatilhas de ponta com uma identidade única. Sua reputação está ancorada no fato de que todos os seus colaboradores tiveram experiência nas oficinas industriais do Teatro Bolshoi.

Em 2018, a empresa fez a modernização da fabricação e encurtou todos os nomes dos modelos de sapatilhas para códigos de letras especiais. A maioria dos teatros acadêmicos na Rússia usam sapatilhas R-Class. É vendida na Europa, Japão e nos Estados Unidos, onde é conhecida por ser a original *"russian pointe"* (mas não é a marca americana Russian Pointe, vamos chegar nela).

1993 – Gaynor Minden

Abriu suas portas na cidade de Nova York, no pequeno apartamento de John e Eliza Minden, em Manhattan. Começou as atividades com apenas um funcionário de meio período e um produto: uma sapatilha patenteada que Eliza havia desenvolvido nos últimos 8 anos — a primeira grande modernização bem-sucedida dos calçados icônicos do ballet. A Gaynor surgiu de um questionamento: por que esportistas de alta performance contam com equipamentos que evoluíram com o tempo e bailarinos não? Assim, ela trouxe materiais como polímero e espuma na estrutura das sapatilhas, quebrando um ciclo de mais de 160 anos de produção tradicional. Suas sapatilhas de ponta são feitas com artesanato europeu especializado e os materiais esportivos mais atualizados. Como resultado, elas suportam forças tremendas e tensões repetidas e, ao mesmo tempo em que parecem delicadas, são consideradas as mais resistentes do mercado.

1995 – Dancin Brasil

Marca original de Presidente Prudente, também é uma empresa familiar do interior de São Paulo que tem ganhado espaço no mercado brasileiro. Contam com um modelo de sapatilha de ponta, mas que tem variáveis personalizáveis, como largura, níveis de rigidez de palmilha e cortes de gáspea.

1995 – Fuzi

Foi fundada pelo bailarino profissional Xijun Fu, que não conseguia encontrar um par de sapatos de dança que se encaixassem confortavelmente em seus pés e que durassem. Então, decidiu fazer o seu próprio. Depois de muita reflexão e trabalho árduo, nasceu a marca de sapatos Fuzi. Começou muito pequeno: setenta pares de sapatilhas de ponta. Cresceu gradualmente, pelo boca a boca, até que chegou aos Estados Unidos e se espalhou pelo mundo. Um sapato tão bom não poderia ser mantido em segredo. Em 2002, a empresa se mudou para o estado de Washington para abrir sua loja de varejo chamada Fuzi Dance Etc.

1998 – Russian Pointe

Fundada nos Estados Unidos pela jovem empreendedora Aleksandra Efimova que visava oferecer aos dançarinos da América do Norte os melhores sapatos de ponta criados em Moscou, com a tradição do artesanato russo. Ou seja, sapatilha é russa, mas a marca é originalmente americana.

2000 – Suffolk

Fundada nos Estados Unidos por Mark e Keri Suffolk. Keri, ex-dançarina com experiência em design de moda e compras para varejo de luxo, lidera a empresa em vendas, desenvolvimento de produtos e distribuição. Mark, ex-engenheiro com mais de 30 anos de experiência na fabricação de sapatilhas de ponta, projeta pessoalmente cada sapato da coleção Suffolk e supervisiona a produção para garantir seu alto padrão. A marca é americana, mas sua maior fábrica fica na Inglaterra. Lançou um novo modelo, cuja tecnologia de haste inovadora pré-arqueada minimiza o tempo de amaciamento da sapatilha e permite um rolamento perfeito. Tem uma plataforma de absorção de som para redução de ruído e aumento de estabilidade. A sola interior é grossa, de couro natural para acentuar o arco, e a exterior tem costuras ranhuradas para aumentar a longevidade do sapato. Além disso, a sola fica mais plana no chão para minimizar o balanço. Seu design sem pregas é ultrafino e elegante.

2008 – Evidence Ballet

Marca brasileira original da cidade de Campanha, Minas Gerais, que começou a produção de sapatilhas de ponta em 2012. Em 2017, lançou o modelo Pirouette, que trouxe inovação para mercado brasileiro, com três larguras, opções de cores de cetim, três tipos de palmilha e opção fosca. Posteriormente lançou o mesmo modelo com opções para tons de peles negras.

2009 – Gökçe Aykut

(pronuncia-se Goke-chay Ay-cut)
Esta marca é original de Izmir, na Turquia. Tem modelos que apresentam uma estética elegante e suave, leve e com muita tecnologia.

2018/2019 – Pas Classique

Fundada pela bailarina brasileira Cecília Kerche e seu marido, Pedro, que já havia feito uma sapatilha de ponta em colaboração com Capezio Brasil e Só Dança. Mais tarde, decidiram criar sua marca própria, já que Pedro obtinha formas e *know-how* de produção de sapatilhas de ponta desde a década de 1970, quando já produzia para Cecília.

2020 – Glory

Marca fundada pelo bailarino brasileiro e empresário no ramo de artigos para dança Osnei de Oliveira. Dançando *pas de deux*, Osnei percebeu a necessidade de suas parceiras bailarinas de terem uma sapatilha de ponta durável e confortável. A solução foi encontrada na tecnologia de polímeros flexíveis. No entanto, a importação de matéria-prima e a necessidade de construir máquinas específicas pareciam tornar o projeto inviável. Para viabilizar a produção de uma sapatilha com tamanha tecnologia, fez parceria com técnicos em outros países e testes com renomados nomes da dança pelo mundo.

2021 – DeVallet

Fundada em Valencia, na Espanha, em uma incubadora de projetos que apoia jovens empreendedores. Suas sapatilhas são fabricadas na Comunidade Valenciana pelos melhores artesãos, combinando com novas tecnologias, como a impressão 3D. Suas cores são em quatro tipos de tons de pele, além de uma estampa de oncinha. São sapatilhas revolucionárias e que prometem o *fitting* perfeito, já que pode ser impressa no molde do pé da bailarina.

2021 – Virtisse

Essa empresa americana é dirigida por três mulheres: Irene Wilson, primeira mulher a comercializar sapatilhas russas no mercado dos Estados Unidos, no início da década de 1990; Khabira Temesheva Isenzhulova, também conhecida como Dr. K, é PhD e a única pessoa a ter doutorado em engenharia com tese em tecnologia de sapatilhas de ponta; e Christine Wilson, uma guru financeira cuja experiência inclui startups de tecnologia e prática em capital de risco. Seu objetivo é criar, usando ciência e experiência na indústria da dança, a melhor sapatilha de ponta para uma nova geração de bailarinos. Alguns modelos da Virtisse vêm com palmilhas integradas e há algumas que já possuem uma camada interna extra para proteção e conforto.

2022 – Act Pointe Shoes

Marca de origem alemã recém-criada pela engenheira de produtos e ex-bailarina Sophia Lindner, com proposta e estética inovadoras. A Act nasce do desejo de criar uma sapatilha que propicie menos lesões, que seja mais ajustável possível. Além disso, a marca tem propósito de sustentabilidade, maior durabilidade e conforto.

* As histórias aqui apresentadas foram contadas pelas próprias marcas em seus canais oficiais.

Isso são só algumas (pouquíssimas) marcas do mercado de sapatilhas de ponta. Diante de tantas marcas e opções, qual escolher? Ora, a que favoreça a bailarina em seu trabalho de pontas a fim de desenvolver sua técnica. Mas como saber o que realmente favorece? São muitas questões e características a se considerar e é nesse momento crucial que entra a importância do processo de *fitting*, como uma ponte entre aquele sapateiro que idealizou o sapato e o pé da bailarina.

LISTA DE MARCAS DE BALLET

- 1737 Dance
- Act'ble
- Akces
- Aloart
- Amber
- Angel Dance
- Anniel
- Antares
- Arcotte
- Aurora
- Avignon
- B&M Danza
- Balleto
- Balletique
- Barney's
- Bezioner
- Bleyer
- Bloch
- Bonju Ballerina
- Büffel
- Cameo
- Capezio
- Capezio Brazil
- Capulet
- Carin Gyffs
- Chacott
- Chaoqun Shoes
- Chicago Theatrical Dance Company
- Circa
- Colombo
- Coppelia
- Crait
- Dancin
- Danse-z-Vous
- Dansgirl
- Danskin
- Danznmotion (old Danshuz)
- Day Dance
- Deboulet
- Degas
- Deha
- DeVallet
- Devant
- DeVarona
- Dmauro Ballet
- Domyos
- Dux Dancing
- Edoardo Colacrai
- Ellis Bella
- Elvira
- Energetiks
- Esmellia
- Evidence
- F.R. Duval (Sansha)
- Fiorina
- Flyte
- Fouette
- Freddy
- Freed
- Fuzi
- Gamba
- Gaynor Minden
- Glory
- Gökçe Aykut
- Grishko
- Gyffs
- Interesport | Etirel
- Intermezzo
- International
- Iovine Ignazzio
- Karl-Heinz Martin
- Katz

- Kiev (Benefis)
- La Mendola
- Landi's
- Leo's
- LePapillon
- M.J.- Miguel Jorda
- Master class
- Masha
- Me.Me
- Menkes
- Merlet
- Miguelito
- Millenium
- Minassian
- Mirella
- Misse Fiestas
- Mon Ballet
- MS & J
- Nicolini
- Nikolay
- Pavlova
- Pas Classique
- Perros Paris
- Porselli
- Prima-Soft
- Principal
- R-Class
- ReArt
- Regina
- Repetto
- Roden
- Rommel e Halpe
- Rudolph (Jana's Pointe)
- Rumpf
- Rusbal Pointe Shoes
- Russian Pointe
- Sansha
- Schachtner
- Siberian Swan
- SoDanca
- Sogei
- Sonata
- Spanish Dancewear
- Stanlowa
- Stefanov
- Stelariss
- Studio Danza
- Suffolk
- Sylvia
- Teplov
- TieJian
- Ting
- Triunfo
- Ushi Nagar
- Virtisse
- Vozrozhdenie
- Wear Moi

* Essa lista sempre poderá ser ampliada em cada versão deste livro, já que a pesquisa nunca para.

SAPATILHAS DE PONTA
POR DENTRO E POR FORA

A evolução da sapatilha de ponta, em termos de produto/calçado, teve como objetivo aumentar o suporte e melhorar seu reforço estrutural para distribuir a carga de peso da bailarina por todo o pé, permitindo que ela consiga executar os passos com técnica e beleza. Assim, os sapateiros e, mais tarde, as empresas fabricantes, buscaram reduzir a carga aplicada nos dedos dos pés o suficiente para dar suporte ao peso do corpo em pés (e corpos) totalmente verticais.

Como vocês acabaram de ler nas páginas anteriores sobre a história das sapatilhas de ponta, as primeiras peças produzidas eram totalmente flexíveis, sem reforços nas solas, preenchidas por algodão nas pontas e reforçadas com galões, cerzidos, pontos grosseiros e bordados. Isso obrigava a bailarina a se sustentar apenas pela força de seus músculos e pelo seu sentido de equilíbrio. As sapatilhas da era de Marie Taglioni, confeccionadas no final do século XIX, eram feitas de cetim de seda e couro, tinham forro de algodão e solado de couro, tiras de cetim na parte da gáspea, o que produzia um reforço. Já a partir do século XX, atravessado pelo marco que foi Anna Pavlova e suas personalizações das próprias sapatilhas, a técnica do ballet se aprimorou mais um pouco, desafiando as bailarinas a realizar proezas técnicas ainda mais ambiciosas, que exigiam calçados mais resistentes e com mais suporte. Então, temos o aparecimento dos modelos confeccionados com uma estrutura mais adequada que, hoje, chamamos de box. Essa caixa de plataforma plana dá aos dançarinos segurança e controle adicionais.

Além disso, os avanços na medicina da dança e na pesquisa também levaram a melhorias na segurança do trabalho de ponta. Partimos dos sapatos de cetim de salto alto do período renascentista e chegamos a uma realidade em que já existem opções compostos de materiais de poliuretano a íons de prata. Algumas marcas como a pioneira Gaynor Minden, por exemplo, usam novas tecnologias e materiais termoplásticos e elastoméricos na produção. No entanto, a maioria dos fabricantes ainda usa a tradicional receita dos sapateiros italianos do final do século XIX, criando seus sapatos a partir de tecido, juta, papel, papelão, couro, cortiça e cada um com sua receita de cola ou pasta, que pode variar de marca para marca.

O que muda de uma sapatilha para outra são detalhes das matérias-primas, que vamos ver mais adiante. Tradicionalmente, as sapatilhas de ponta são feitas pelo "processo de sapatilha de ponta", *pointe shoemaking process*, um processo artesanal. Apenas algumas fases de corte e costura foram automatizadas ou "maquinizadas" — são utilizadas máquinas de corte de couro, tecido e papelão e vários tipos de máquinas de costura, fornos, equipamentos para estampa da marca e numeração dos calçados em solas, grampeadores. No entanto, o plissado e a modelagem continuam sendo feitos à mão. O processo, em regra, segue sendo este:

1. Cortar (todas as partes de tecido, cetim e materiais internos e de forro)
2. Costurar ou fechar
3. Preparar a palmilha e a sola externa
4. Virar, ou desvirar, tirar do avesso
5. Bloquear ou estruturar de blocagem do box
6. Moldagem do box
7. Costurar e tornear as pregas
8. Inserir a palmilha
9. Dar marteladas para selar todas as camadas e modelar a sapatilha
10. Secagem
11. Fazer a inspeção
12. Fazer a finalização e incluir detalhes, como marca, numeração etc.

Algumas pesquisas estimam que são necessárias uma média de 137 operações, realizadas em três dias e por sete pessoas para fazer um par de sapatilhas de ponta. E elas nunca são 100% iguais, mesmo seus pares. Além disso, as sapatilhas de ponta são feitas em uma forma reta e não têm direita ou esquerda, pois esse tipo de construção sem pé definido dá melhor equilíbrio, permitindo ao pé moldá-la, em vez de preestabelecer um formato. Isso porque o objetivo da sapatilha de ponta é ser uma camada do pé que lhe traga mais sustentação e possibilite uma melhor performance técnica.

ANATOMIA E ESTRUTURA DA SAPATILHA DE PONTA

A sapatilha de ponta é um instrumento complexo, com diversas partes em sua anatomia e camadas em sua estrutura. São três os seus componentes principais: box, palmilha e parte traseira. O box e tudo que ele contém (asas, plataforma, gáspea) são partes projetadas para assegurar a proteção dos pés. Por isso, quando perdem sua integridade estrutural, os riscos de lesões aumentam, pois os dedos, os arcos plantares e a borda anterior dos pés ficam comprimidos e formam a principal região de apoio e sustentação para a bailarina, resultando em estresse neuromuscular, fisiológico e ósseo. Já a palmilha funciona como se fosse a coluna vertebral que dá suporte ao corpo humano — ela sustenta o pé. A sola interna recobre a palmilha e auxilia na sustentação do arco plantar, buscando essa proximidade entre os dois. A alça do calcanhar serve para dar suporte ao mesmo e tem costuras para que o pé não saia da sapatilha durante os movimentos. O cetim brilhante, que reveste o calçado, representa a função estética da sapatilha, ela é um objeto cênico, sua resposta à iluminação é milimetricamente pensada. As pregas têm função de acabamento, mas também de facilitar o rolamento dos pés do chão às pontas, através dos dedos. As fitas de cetim dão suporte ao tornozelo e os elásticos ajudam a manter a sapatilha o mais próximo possível dos pés das bailarinas. Além disso, elas devem ser fortes o suficiente para apoiar os bailarinos na ponta, mas também maleáveis o suficiente para permitir a execução de movimentos através dos músculos intrínsecos e articulações do pé e tornozelo.

Uma imagem para facilitar a visualização das partes da sapatilha de ponta:

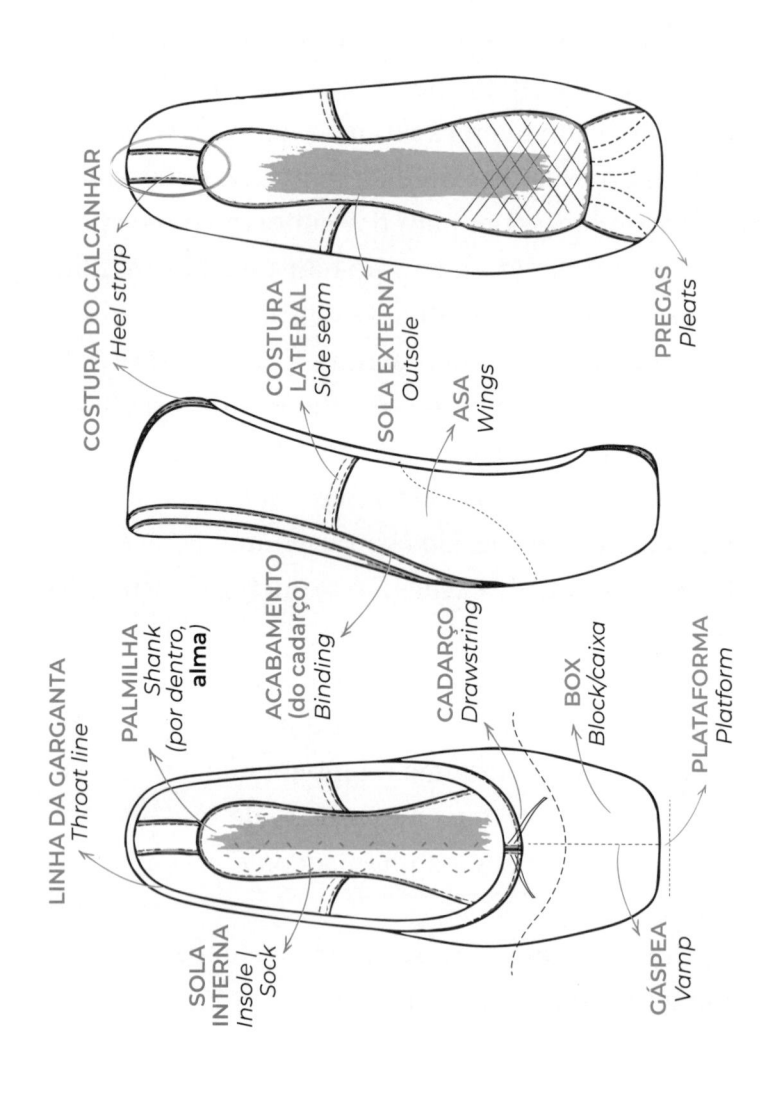

- **COSTURA DO CALCANHAR** / *Heel strap*
- **COSTURA LATERAL** / *Side seam*
- **SOLA EXTERNA** / *Outsole*
- **ASA** / *Wings*
- **PREGAS** / *Pleats*
- **LINHA DA GARGANTA** / *Throat line*
- **PALMILHA** / *Shank (por dentro, alma)*
- **ACABAMENTO (do cadarço)** / *Binding*
- **CADARÇO** / *Drawstring*
- **BOX** / *Block/caixa*
- **PLATAFORMA** / *Platform*
- **SOLA INTERNA** / *Insole / Sock*
- **GÁSPEA** / *Vamp*

Vamos, então, entender essa anatomia em detalhes:

Corte ou linha da garganta (*throat line*)
É o corte que define o formato do decote da sapatilha, desde a parte da frente do box/caixa, o vão. Esse corte pode ter modelos ou medidas diferentes, pode ser mais aberto, mais fechado, mais cônico, em formato de ampulheta, em U ou em V.

Box/Caixa
É a área da superfície endurecida da sapatilha de ponta que envolve a parte da frente do pé, o metatarso e os dedos. Inclui a gáspea, as asas, as pregas e a plataforma. É feito a partir da aplicação de inúmeras camadas de tecidos especiais, algodão, papel, juta; todos com diferentes formas, unidos por cola entre cada camada. Esse processo é muito semelhante ao processo de papel maché. O box pode ser dividido em formatos: quadrado, cônico, cilíndrico, oblongo, médio (ou *shapely*), redondo, perfil alto, baixo ou médio, profundo ou raso, amplo ou estreito, e assim por diante, dependendo da comunicação de cada fabricante.

Para esclarecer com mais detalhes: box cônico é aquele que se estreita em largura em direção à ponta dos dedos do pé, que afunila. É indicada para dançarinos com pés que se estreitam, que têm dedos "cônicos" ou mais decrescentes, como os pés egípcios ou gregos.

Box *shapely*, médio ou ligeiramente cônico é aquele que frequentemente se adequa a diversos tipos de pés, afunila-se pouco, mantendo espaço no metatarso. Pode servir para pés decrescentes como os egípcios, ou mais quadrados, com mais dedos de tamanhos semelhantes como romanos, africanos, aboríneges, dentre outros, dependendo do comportamento desses dedos.

Box quadrado tem apenas um ligeiro estreitamento, às vezes imperceptível, pois a proposta é realmente ter mais espaço, para pés que têm mais dedos do mesmo tamanho, pés quadrados, romanos, orientais. A plataforma é quase tão larga quanto a extremidade do metatarso.

Gáspea (*vamp*)

A parte de tecido que cobre o box na parte superior da sapatilha de ponta, cobrindo a parte da frente do pé. Ela pode ser mais alta ou mais baixa e ter cortes em formato U, em formato V ou intermediários.

Palmilha (*shank*)

Assim como a coluna vertebral suporta o corpo humano, a palmilha é uma combinação de camadas feitas de materiais especiais que cria um perfil único para formar a estrutura da sapatilha. Geralmente as palmilhas são confeccionadas com papel cartão rígido, cortiça ou madeira, e inseridas junto ao box, junto às camadas, com cola ou resina. Podem ser reforçadas ou ter estruturas diferenciadas hoje em dia, com materiais termoplásticos. As palmilhas são desenvolvidas de diversas formas, proporcionando vários níveis de flexibilidade ou rigidez, podendo ser planas, pré-arqueadas, inteiras, ¾, intercambiáveis e até com tecnologia de *roll up*, facilitando a passagem da meia ponta para a ponta.

Sola interna (*in sole*)

Ou sobre-palmilha. É a cobertura da palmilha que separa a parte superior da parte inferior. Esta pode ser feita de couro, algodão, linho, malha, camurça ou outros materiais que proporcionem mais conforto no acabamento.

Acabamento do cadarço (*binding*)

É a costura que recobre toda a extensão do cadarço da sapatilha.

Cadarço (*drawstring*)

Cordão de algodão ou elástico encaixado na amarração, que permite que a parte superior da sapatilha se ajuste ao redor do pé. Pode ser inteiriço ao redor da sapatilha ou apenas em uma parte, pode ser amarrado na frente ou na lateral. Há modelos hoje em dia que não têm cadarço.

Plataforma (*platform*)

É a superfície achatada no bico da sapatilha de ponta que permite à bailarina se equilibrar nas pontas. Pode ser plana ou arredondada, mas o que realmente importa é que precisa estar inteiramente no chão para que se configure o "estar em pontas".

Asa (*wings*)

Área lateral da gáspea direcionada até a parte inferior do metatarso, é a continuação do box para a borda externa da caixa, que contém uma quantidade menor de material e cola, por isso são bem menos robustas e às vezes são de outro material, podendo ser até acolchoadas. As asas podem variar em formato, altura e dureza, dependendo do estilo da sapatilha de ponta, da necessidade ou da preferência da bailarina.

Costura lateral (*side seam*)

É um ponto francês de extrema resistência que une a parte da frente com a parte de trás da sapatilha. É como um duplo pesponto. O que divide (e une) a sapatilha no meio.

Pregas (*pleats*)

Costura plissada que desenha (faz abraçar) o cetim sobre a caixa/box até a sola externa. Podem ser mais ou menos volumosas, planas ou nem existirem. Podem ser aliadas ou vilãs na estabilidade da bailarina com os pés no chão, no *plié* ou na passagem da meia ponta para a ponta também. Lembrando que a maioria das sapatilhas é costurada ao reverso, de dentro para fora, então as pregas têm também esse intuito de acabamento da costura.

Sola externa (*out sole*)

A sola de fora, na parte de baixo da sapatilha de ponta. Geralmente é feita de couro mas já existem sapatilhas feitas com materiais sintéticos ou micro camurça, além opções veganas.

Alça do calcanhar (*heel strap*)

Uma alça de cetim que é costurada sobre as costuras das partes superiores, para dar suporte ao calcanhar. Isso estabelece a altura do calcanhar e o tipo de costura que "segura" o calcanhar da sapatilha no pé. Pode ser alto, baixo, simples ou duplo.

***

No processo de *fitting*, precisamos dominar todas as partes que compõe a sapatilha e entender a influência e a funcionalidade de cada detalhe para a hora da indicação das pontas.

Na imagem a seguir, observe alguns recortes das sapatilhas de ponta de diversas marcas, demonstrando sua estrutura em camadas e seus materiais:

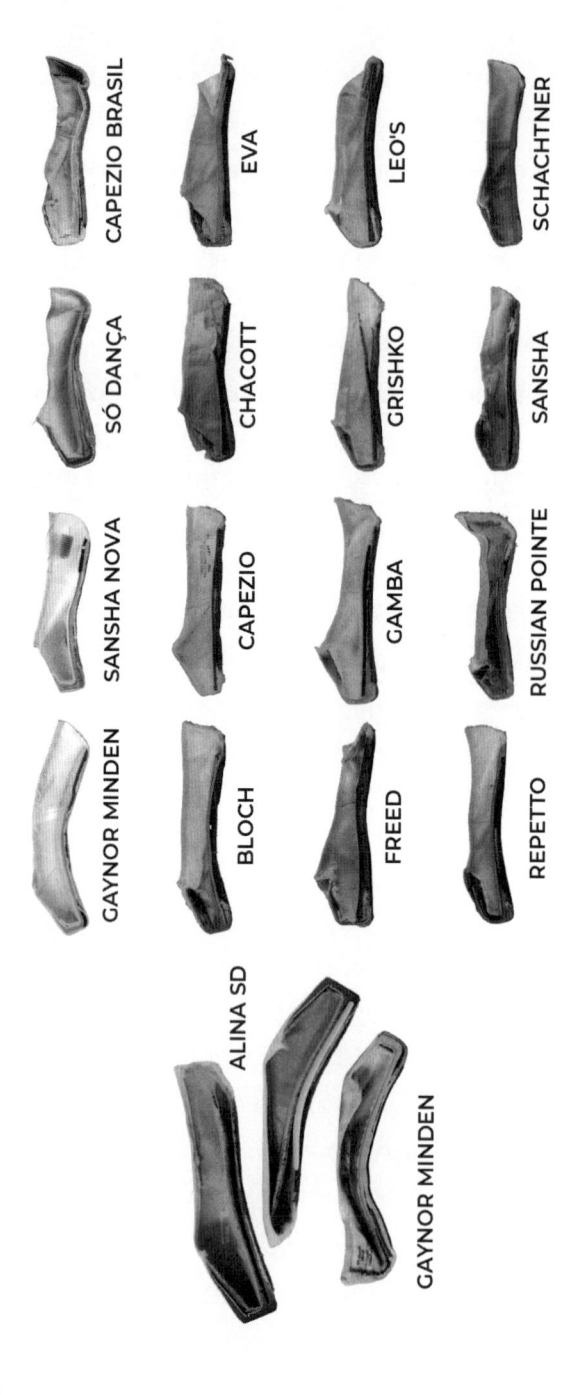

Sapatilhas de ponta cortadas ao meio. (Adaptado de Minden, 1996)

Com mais de 130 marcas de sapatilhas de ponta disponíveis no mundo hoje, podemos calcular centenas de modelos e formatos, a partir de cada modelo com variáveis de larguras, tamanhos e diversos níveis de rigidez de palmilha e, seguindo essa conta, temos MILHARES de possibilidades de sapatilhas de ponta. Além das possibilidades do mercado, são muitas as variáveis que influenciam na escolha da sapatilha de ponta, mas se pudermos elencar as principais, baseando-nos nos estudos de Rufino, seriam:

- o comprimento dos dedos dos pés em conjunto com a constância do tamanho desses dedos em movimento;
- a flexibilidade do tornozelo;
- o arco plantar;
- a capacidade de compressão do pé na zona dos metatarsos;
- o espaçamento entre os dedos;
- se os pés são de tamanhos diferentes ou não;
- e se existe alteração da morfologia do pé com a prática do exercício físico, considerando predisposições genéticas.

A pesquisadora Kathryn Calleja afirma que as bailarinas devem ter certeza de que seus sapatos se encaixam bem, assim como Andrea Marks complementa que um sapato bem ajustado e devidamente amarrado é essencial para alcançar a técnica correta e prevenir lesões na ponta. Do contrário, uma sapatilha pequena, muito estreita, muito maior ou mais larga do que o pé, dificulta a capacidade de uma bailarina de alinhar seu corpo na ponta e pode causar lesões que variam entre bolhas, tendinites, entorses ou até fraturas por estresse. Quando se tornarem profissionais, as bailarinas poderão fazer suas próprias escolhas sobre a aparência e a sensação de seus sapatos, mas antes disso as alunas devem ser orientadas a priorizar a segurança antes da estética e ouvir os conselhos de *fitters* experientes.

É a partir deste ponto que defendemos a importância do profissional qualificado como *fitter* de sapatilhas de ponta, que conhece os modelos e tem experiência com as sapatilhas, e que possibilita o encontro de uma sapatilha ideal, ou mais ajustada possível, aos pés da bailarina.

PÉS

Para fazer um bom *fitting*, é pré-requisito ter conhecimento sobre a parte do corpo mais requerida no trabalho de pontas: os pés. Eles precisam ser fortes e flexíveis, bem-preparados, não devendo servir apenas como um suporte passivo de peso, considerando que, para a técnica de ballet para uso de sapatilhas de ponta, devem assumir posições e executar movimentos além de seus limites normais.

Apesar de vivermos nessa atmosfera do ballet e normalizarmos a posição em pontas, é sempre válido lembrar que essa é uma posição extraordinária para o ser humano, afinal, estamos verticalizados nas pontinhas dos dedos. Que coisa, né?

Então, vamos falar sobre os pés. Eu vou sempre dividi-los de forma funcional, para facilitar a visualização das futuras indicações das partes das sapatilhas de ponta. Aviso logo que sou apaixonada por eles, se achar que estou cansativa neste tópico, me avise para que as demais versões sejam mais sucintas, ou não (risos).

DIVISÃO FUNCIONAL: ANTEPÉ, MEDIOPÉ, RETROPÉ

O pé é uma estrutura complexa que serve como nossa base de apoio. Possui 26 ossos divididos em três grupos: o tarso, com sete ossos dispostos em duas fileiras; o metatarso, com cinco ossos que são denominados de metatarsais, e os dedos ou ossos falângicos, tudo isso conectado por um labirinto de ligamentos.

A partir desses três grupos faremos uma subdivisão funcional dos pés, a fim de buscar os ajustes ideais em cada componente da sapatilha de ponta.

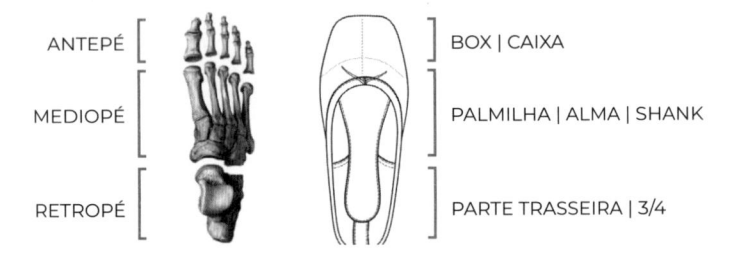

ANTEPÉ	[	BOX	CAIXA
MEDIOPÉ	[	PALMILHA	ALMA	SHANK
RETROPÉ	[	PARTE TRASSEIRA	3/4

Subdivisão funcional do pé e da sapatilha de ponta em três principais grupos. (Imagem dos pés: adaptada de Nuno Nogueira; Sapatilha: elaborada pela autora.)

O PÉ NAS PONTAS

Para alcançar uma boa posição nas pontas, a progressão anatômica dos pés é feita por meio de uma subida para a meia ponta e, depois, para três quartos de ponta e, enfim, para a ponta completa, sobre as pontas dos dedos.

Para conseguir a elevação, o tronco e a pelve movem-se como um só e vêm ligeiramente para a frente com a linha de gravidade, para ficarem sobre os dedos dos pés quando a elevação estiver concluída. O tônus deve ser mantido nos músculos da perna e do quadril, incluindo glúteos, adutores, isquiotibiais e quadríceps. O controle completo do movimento requer força total nos músculos intrínsecos do pé, bem como na panturrilha e demais músculos da perna.

Os dedos dentro das sapatilhas de pontas devem estar esticados, em flexão total, podendo mover-se com habilidade e sensibilidade, evitando que o pé se estique em garra, o que o faria ficar sempre tensionado, ou seja, menos suscetível a responder às adaptações que poderiam trazer equilíbrio dentro da ponta.

Para subir nas pontas, ossos, ligamentos, músculos, tendões e nervos trabalham juntos a fim de que o pé suporte o peso e execute um movimento de propulsão. As quatro camadas de músculos curtos ao longo da sola do pé, chamados de músculos intrínsecos, ajustam os ossos do membro à forma necessária para a sustentação de peso e mantêm essa posição. Os músculos longos ligados a esses ossos são usados para realizar vários movimentos.

Quando se está nas pontas, o peso do corpo é sustentado pelos músculos intrínsecos do pé e pelos arcos longitudinais, mas "repousa" sobre os metatarsos.

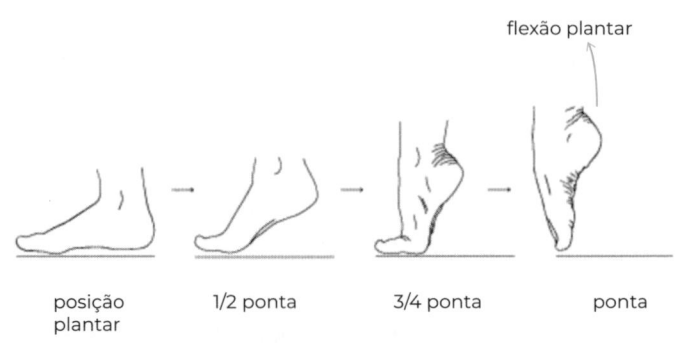

| posição plantar | 1/2 ponta | 3/4 ponta | ponta |

flexão plantar

Posições dos pés. (Adaptado de RUFINO, 2012)

Em pontas, os pés, além de suportarem o peso corporal, fazem também o movimento de propulsão (ao subir em um *elevé*, por exemplo); de absorção do choque de um salto; de levantamento (por exemplo, no *relevé*); movimentação livre sem suporte de peso (no *battement frappé*) formado por uma série de músculos que se estendem entre a parte inferior do joelho e os ossos do pé, bem como pelas quatro camadas de músculos intrínsecos curtos na sola do pé mencionadas anteriormente. O único desvio desse padrão é o gastrocnêmio, o grande músculo na parte de trás da panturrilha que se origina na extremidade inferior do fêmur acima da parte de trás do joelho. Ele atua como um flexor do joelho, auxiliando os músculos isquiotibiais. Ao passar pela perna, une-se ao sóleo. Esses dois músculos formam o tendão de Aquiles que é inserido na parte de trás do calcâneo (a flexibilidade desse tendão determina a profundidade possível de *demi plié*).

Quatro músculos giram o pé para cima e elevam a borda interna ou externa: o tibial anterior, o extensor longo do hálux, o extensor longo dos dedos e o fibular terceiro. O tibial anterior também ajuda a manter o arco do pé estável.

Cinco outros músculos apontam ou fletem o pé: o fibular longo; o fibular curto; o tibial posterior; o flexor longo dos dedos e o flexor longo do hálux. O tibial posterior é um importante suporte do arco, e o flexor longo do hálux flexiona o dedão do pé no chão e auxilia nas decolagens durante o movimento de propulsão. O tibial anterior e o tibial posterior, assim como o flexor do hálux, mantêm uma relação normal entre a parte anterior e posterior do pé.

A sapatilha de ponta é projetada para proteger os dedos dos pés e forçá-los a se esticarem em uma curva suave, em vez de se dobrarem sob o peso do próprio corpo. Daí a importância também de um box muito bem ajustado, em que não sobre e nem falte espaço, para que o metatarso esteja devidamente acomodado e o posicionamento dos dedos aconteça com qualidade.

TIPOS DE PÉS

Existem dezenas de tipos de pés, graças ao advento da miscigenação humana, mas separei alguns mais comuns para ilustrar. Para a avaliação do *fitting*, trabalharemos com os três principais tipos ou comportamentos de pés, que foram estabelecidos como principais por uma convenção calçadista mundial: pés quadrados, médio cônicos (egípcios) e cônicos (gregos). A partir destes, é possível abrir o leque para vários outros. Ou seja, há formatos de pés que são intermediários. Por exemplo, um pé pode ser "quadrado para egípcio", pode decrescer, mas não tanto. E todos os formatos podem ser finos, médios ou largos, compressivos ou não compressivos, com arcos altos ou baixos, que pronam ou supinam, com tornozelos flexíveis ou não, com ou sem joanete, com ou sem esporão, com calcanhar que "some" ou não. Ou seja, quando passamos a acumular características, os pés se tornam ainda mais um mundo de possibilidades.

De acordo com alguns estudos, vamos aos dados sobre os três principais tipos de pés:

Pés egípcios: são aqueles em que o tamanho dos dedos decresce. O primeiro dedo é maior que o segundo e assim sucessivamente, como uma escadinha. Ele tem uma decrescência unilateral. Cerca de 69% da população tem esse tipo de pé.[12]

....
12 VILADOT, 1987 (apud AMADIO; DUARTE, 1996).

Pés romanos ou quadrados: são aqueles que têm os três primeiros dedos semelhantes em tamanho. Quando quatro dedos são do mesmo tamanho, consideramos um pé realmente quadrado. Cerca de 9% da população tem esse tipo de pé.

Pés gregos: são aqueles com anomalias com anomalias em que segundo dedo maior que o primeiro dedo. Seu ápice está no meio. O dedão e os três últimos dedos também são menores, é afunilado como um cone. Cerca de 22% da população tem esse tipo de pé.

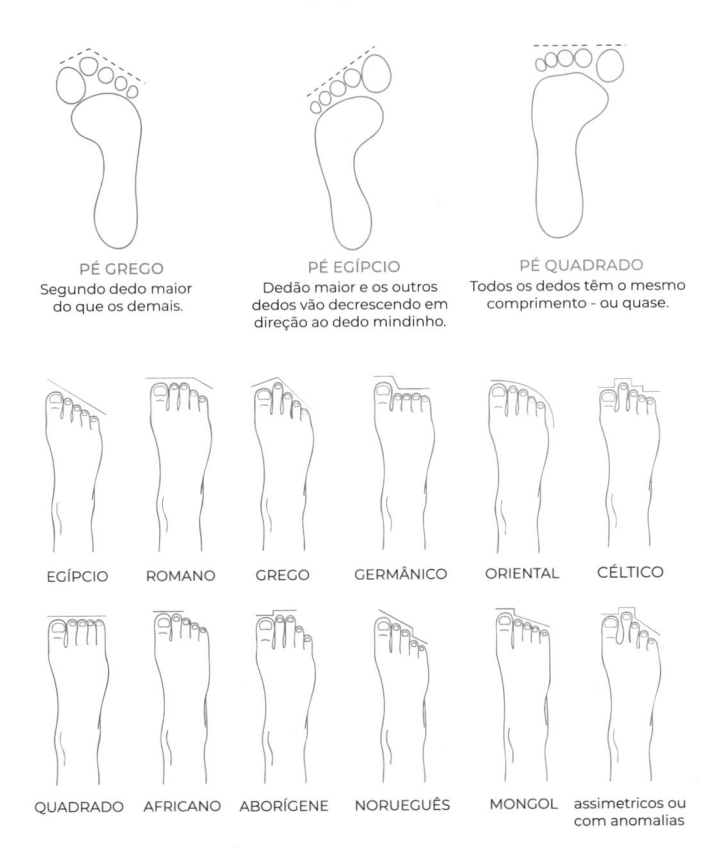

PÉ GREGO
Segundo dedo maior do que os demais.

PÉ EGÍPCIO
Dedão maior e os outros dedos vão decrescendo em direção ao dedo mindinho.

PÉ QUADRADO
Todos os dedos têm o mesmo comprimento - ou quase.

EGÍPCIO ROMANO GREGO GERMÂNICO ORIENTAL CÉLTICO

QUADRADO AFRICANO ABORÍGENE NORUEGUÊS MONGOL assimetricos ou com anomalias

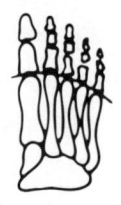

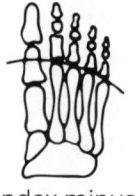

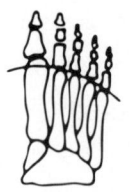

Index plus minus   Index minus   Index plus

Os três principais formatos de pés a partir do comprimento das falanges — formato dos dedos. E outros formatos que também serão concentrados nos três principais grupos.
(Adaptado de RUFINO, 2012)

Autores como Picon, Franchi, Rufino, descrevem como variações anatômicas o comprimento do metatarso. E os classificam desta maneira:

Index plus minus: pés que apresentam o primeiro e o segundo metatarsos do mesmo tamanho.

Index minus: pés em que o primeiro metatarso é menor que o segundo.

Index plus: pés que têm o primeiro metatarso maior.

OS PADRÕES DE MOVIMENTO DO PÉ

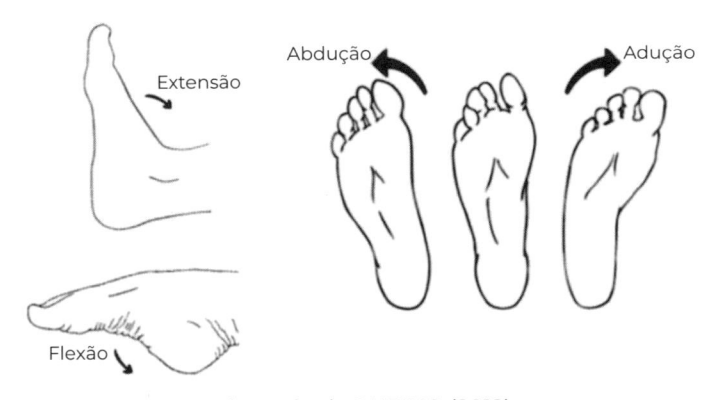

Adaptado de RUFINO (2012).

O que vai determinar a capacidade dos pés de realizar diferentes movimentos são as características anatômicas e a estrutura articular de cada bailarina. Quando a articulação da bailarina permite, é possível fazer movimentos angulares mais amplos, modificando sua posição anatômica original. Esses são os movimentos mais conhecidos: flexão, extensão, abdução e adução.

1. A flexão plantar (apontar o pé para baixo) e a flexão dorsal (apontar o pé para cima), ocorrem na articulação do tornozelo. Eles são limitados pela forma dos ossos e pela rigidez dos ligamentos e tendões circundantes.

2. A inversão (elevação da borda interna) e a reversão (elevação da borda externa) do pé ocorre na parte posterior do membro, entre o tálus e o calcâneo.
3. A adução (virada para dentro) do antepé, e a abdução (virada para fora) do antepé, ocorrem na região mediotarsal entre os ossos tálus, navicular, calcâneo e cuboide.
4. O movimento de supinação (combinação de adução e inversão) e a pronação (combinação de abdução e eversão). Neles, os dedos estabilizam o pé enquanto ele está suportando peso e podem se mover curvando-se para baixo ou flexionando-se e estendendo-se.

OS ARCOS DOS PÉS

Os ossos do pé formam dois arcos — o arco longitudinal ao longo do lado interno, que é composto pelo calcâneo, tálus, navicular, os três cuneiformes e os três primeiros metatarsos; e o arco transverso que é formado pela disposição convexa dos ossos do tarso e do metatarso e que cruza o antepé.

Quando falamos sobre o arco, geralmente nos referimos à parte da sola, abaixo do pé, entre o metatarso e o calcanhar, enquanto o termo peito do pé descreve a superfície do arco. Os arcos são sustentados por longos ligamentos e mantidos por músculos. O ligamento de mola é o ligamento longo mais importante do pé, e está ligado ao sustentáculo do tálus e à superfície plantar ou sola do navicular, sustentando o tálus. Os ligamentos plantares longos e curtos correm sob o pé entre a parte inferior do calcâneo e os três metatarsos médios. O ligamento plantar curto está situado sob o ligamento plantar longo; ele começa no calcâneo e é então passado para a frente e um pouco além do cuboide. O ligamento medial ou deltoide começa no final da tíbia e se espalha em três faixas anexadas ao navicular, o sustentáculo do tálus e o corpo do tálus. O ligamento lateral está na parte externa do pé e é ligado à extremidade da fíbula. Ele se divide em três faixas que se conectam com a frente do tálus, o calcâneo e o corpo do tálus.

Avaliaremos tudo isso no *fitting* com movimentos básicos, em um *tendu* conseguimos identificar o formato dos pés de forma estática; o movimento dos dedos e a capacidade das articulações metatarso-falangeanas; a capacidade de projeção do tornozelo; se há angulação necessária para verticalização daquele corpo; o comportamento do arco plantar, a força do pé e muito mais.

E no final do processo de avaliação do *fitting*, cada uma dessas características observadas será considerada para uma das partes das sapatilhas que serão indicadas.

LESÕES OU ANORMALIDADES

Na avaliação do *fitting*, também é importante analisar esses aspectos, que podem ser genéticos ou decorrentes de traumas sofridos pelos pés:

No antepé: dedos a mais (6 dedos); encurtamento ou alterações congênitas nos ossos metatarsais como braquimetatarsias/bracdactilias; dedos a menos; dedos fraturados e calcificados inadequadamente; dedos em martelo, formatos das unhas que podem encravar com mais frequência etc.

No mediopé: desalinhamentos ósseos, metatarsais; joanetes (desvios) do primeiro ou quinto metatarsos; calos ósseos ou cartilaginosos na região do colo de pé; fraturas; metatarsalgias; alterações na pisada e postura; comportamentos de desabamento do arco, fraqueza muscular; altura do arco; altura da estrutura óssea do colo de pé (tálus e navicular), projeção do tarso.

No retropé: conexões com tíbia e fíbula; musculatura extrínseca; angulação da articulação: mobilidade e hipermobilidade nos tornozelos; frouxidão ligamentar ou encurtamentos e limitações articulares; esporão calcâneo, lesões no tendão calcâneo, entre outros.

As avaliações do *fitting* são feitas com observação ativa e minuciosa, porque entendemos que cada mínimo detalhe conta ou influencia na escolha da sapatilha de ponta.

É POSSÍVEL TER SUCESSO NA PONTA SE A BAILARINA TIVER PÉS CHATOS?

Lisa Howell, fisioterapeuta australiana especializada em bailarinos, diz em seu livro *The Perfect Pointe Book* que a resposta pode ser "sim" ou "não", porque existem dois tipos de pés chatos. A capacidade de um bailarino de progredir com segurança para a ponta depende mais do suporte combinado dos fatores — da estrutura óssea do pé ao seu desenvolvimento muscular — do que só da forma exata do pé.

Algumas pessoas têm pés anatomicamente chatos, o que, geralmente, é genético e se deve à forma real dos ossos do pé. E não importa quão forte os pequenos músculos do pé fiquem, a forma do pé não mudará. Se for esse o caso, o trabalho de ponta ainda é possível assumindo que todos os outros requisitos para a ponta sejam alcançados. O pé chato talvez não tenha a aparência ideal em ponta que muitos desejam, mesmo assim o bailarino ou bailarina pode estar razoavelmente seguro na ponta, dependendo do conjunto.

Já outras pessoas terão a aparência de um pé chato devido à presença de ligamentos muito móveis e suporte muscular deficiente. Esse tipo de pé pode ser desenvolvido para ficar ótimo na ponta quando muito forte.

Portanto, não é porque um pé tem o arco baixo que ele seja necessariamente fraco; há também pés com arcos muito altos e que são fracos nos músculos intrínsecos. Muitas meninas têm ligamentos tão rígidos em seus pés que seu arco é rigidamente mantido no lugar, sem nenhum suporte muscular. Nesse caso, o trabalho de correção deve ser orientado por um profissional especialista, como fisioterapeuta ou ortopedista. É essencial que cada bailarina aprenda os exercícios de fortalecimento relativos ao seu tipo de pé e esteja ciente das implicações de seu tipo de corpo antes de progredir para a ponta.

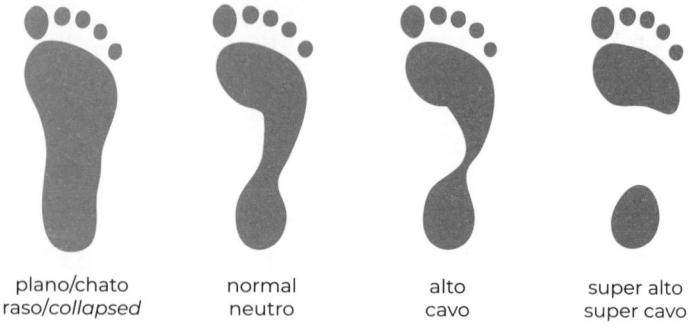

| plano/chato raso/*collapsed* | normal neutro | alto cavo | super alto super cavo |

Tipos e alturas de arcos plantares.

EXISTE PÉ IDEAL PARA SAPATILHA DE PONTA?

Alguns autores como Picon, Rufino, até Minden apresentam algumas características do que seria um "pé ideal" para a sapatilha de ponta, abordando que é maior a capacidade de distribuição adequada de peso quando o pé tem dedos de comprimento mais semelhante. Se pensarmos de forma prática os pés ideais seriam os romanos, ou os mais próximos do quadrado possível, com mais dedos do mesmo tamanho, um arco naturalmente entre neutro e alto, e um metatarso maior, mais largo.

Importante salientar que, apesar de existir um formato mais favorável, a ausência das características ideias não é um fator limitante para os demais tipos de pés. Afinal, não adianta ter um pé favorável em termos de formato, se não houver um bom trabalho técnico. Da mesma forma que, se a fase de preparação para pontas for bem executada, o tamanho dos dedos vai fazer pouca diferença no desempenho em pontas, porque o suporte do peso não vai ser feito diretamente no dedo mais comprido (no caso de um pé grego, por exemplo).

As características físicas inatas dos pés, como formato dos dedos, angulação, flexibilidade, musculatura, pré-disposição a deformidades, como hálux valgo (joanete), esporões, também podem ser um ponto positivo ou negativo para uma bailarina, principalmente aquela que dança nas pontas. É um fato cientificamente comprovado que a anatomia dos pés influencia nas possibilidades de desenvolvimento técnico da bailarina, mas não as define. Apesar de certas características físicas serem favoráveis ao trabalho do ballet (assim como há físicos favoráveis à natação, à corrida, por exemplo), isso é apenas um dos fatores, mas que não trarão resultados se considerados sozinhos, sem o devido preparo técnico.

Por outro lado, há pessoas com físicos que podem ser considerados menos favoráveis, mas que trabalham de forma inteligente e com bom preparo técnico, tendo rendimentos melhores do que aquelas com físicos favoráveis mas que não trabalham de forma eficiente.

Quando a musculatura é bem trabalhada, madura e consciente, a rede complexa de músculos dos pés será capaz de uma boa colocação em pontas e de uma distribuição do peso do corpo na relação dedos *versus* sapatilha. Então, a prioridade é escolher uma sapatilha que favoreça esse trabalho.

Na verdade, essa informação só evidencia a importância do *fitting* como meio de prevenir lesões em pés que tem uma característica desfavorável, como propensão a maior sobrecarga, menor angulação, predisposição a deformidades ou arcos plantares mais baixos.

Há uma infinita gama de pés diferentes, não apenas em termos de ossos e formato dos dedos, mas também quanto a flexibilidade de arco e força mecânica. Muitas variáveis influenciam na escolha da sapatilha de ponta, mas os principais seriam: formato; comprimento dos dedos; constância do tamanho desses dedos; flexibilidade do tornozelo; altura do arco plantar; capacidade de compressão do pé na zona dos metatarsos; espaçamento entre os dedos; se os pés são de tamanhos diferentes, e se existe alteração da morfologia do pé com a prática do exercício físico.

Muitos fabricantes fazem mais de um modelo de sapatilhas e abrem variáveis nestas mesmas formas de sapatilhas para que se encaixem na maior quantidade de pés possíveis. Mas não existe uma regra que defina uma sapatilha exata para um tipo de pé específico, justamente porque os pés são diferentes não apenas em formatos, mas em comportamento. Então, resta ao *fitter* estudar, identificar quais são as características dos pés que mais influenciam na escolha das sapatilhas, os problemas mais comuns e as soluções que podemos encontrar nas pontas, entendendo quais são as sapatilhas disponíveis.

PRÉ-PONTA

A pré-ponta não é somente uma sapatilha suave, "sem alma", sem palmilha ou a que chamamos de *soft*. Pré-ponta precisa ser considerada como uma FASE preparatória para as sapatilhas de ponta e que precisa existir. Isso porque existe uma prevalência de lesão na comunidade do ballet clássico, principalmente na população em que esses padrões motores vão sendo muito requisitados, o que coincide com uma fase de muita mudança do corpo, um rápido crescimento, a fase hormonal. Essa fase é o início da adolescência, que muitas vezes coincide com o momento em que uma bailarina estudante está iniciando nas pontas.

Durante a fase de pré-ponta pode haver o uso ou não das sapatilhas de pré-ponta, a depender da escola, do método trabalho ou do tipo de aulas.

Essa é uma fase guiada pelos professores, os quais devem determinar se a bailarina está num momento seguro, no que se refere a corpo, idade, maturação para progredir tecnicamente, nível de consciência corporal e metodológica ideal para o início do trabalho de pontas. Dentro dessas observações e avaliações que vão sendo feitas durante um período (que pode ser de um semestre, por exemplo), os professores vão entendendo quem precisa trabalhar mais o quê. Aluna 1 precisa de mais mobilidade de tornozelo, enquanto a aluna 2 precisa de mais força e estabilidade, assim vai dosando esse trabalho em suas aulas, buscando deixar as alunas em níveis mais semelhantes. Não é pouco desafio que o professor tem, né?

Esse cuidado de preparação e essa evolução técnica geralmente acontece por volta dos 12 anos, mas não existe uma regra com relação à idade. Há algumas diretrizes que baseiam, mas nada engessado, porque há meninas aos 11 anos com melhor desenvolvimento do que outras aos 14, e isso está ligado a uma série de fatores, como o tipo de aulas, formato das aulas, quantidade de aulas de ballet por semana, tipos de estímulos aos quais essa bailarina foi exposta, esportes variados, tipos de calçado, fase hormonal, enfim, são inúmeros os fatores que potencializam nossas subjetividades.

Houve um tempo em que a idade era o principal indicador do momento para começar o trabalho de pontas. Hoje, existe uma questão multifuncional e multidisciplinar nessa análise, pois passamos a entender que indivíduos são diferentes e i-n-d-i-v-i-d-u-a-i-s em suas características, por mais redundante que pareça essa frase.

A fase pré-ponta é o momento em que o professor deve ter um tempo de qualidade para ir observando e avaliando as bailarinas que virão a usar pontas, e levar em conta seus diversos fatores de desenvolvimento. O que aquele corpo tem, especificamente, que precisa ser trabalhado? O que precisa ser observado com mais cautela? O que precisa ser mais desenvolvido? Nessa fase, o professor vai identificando os sintomas de prontidão ou não prontidão.

Existem alguns protocolos de avaliação de prontidão que podem ser aplicados para direcionar o trabalho, como é o caso das diretrizes do IADMS ou de outros estudos relevantes para identificar as variáveis necessárias.

Vejamos alguns:

Desenvolvimento ósseo

Refere-se ao fechamento das placas de crescimento e à maturação óssea. Quais são os estímulos que o corpo da bailarina estudante recebeu ao longo do seu desenvolvimento de marcha, desde que começou a andar até os 7 anos? Como é o desenvolvimento ósseo dessa pré-adolescente?

O professor precisa avaliar quais são os sintomas de prontidão de desenvolvimento ósseo daquele corpo, a fim de avaliar se ele já está maduro para o trabalho de ponta e, se não estiver, o quanto falta para estar. Ele também vai pensar em quais tipos de estímulos pode dar para ajudar esse corpo que está sendo direcionado para um trabalho de sapatilha de ponta.

Há escolas que solicitam um raioX da mão ou do pé para identificar o processo de calcificação e entender se há compatibilidade da idade óssea com a idade daquela bailarina, o que também auxilia na conversa com os pais que, por vezes, estão mais ansiosos do que as meninas para iniciar o uso de pontas. Então, havendo um exame ou documento que demonstre que aquele corpo não tem capacidade óssea ainda, todos acabam entendendo com mais clareza a preocupação e a responsabilidade dos professores/escolas.

Desenvolvimento muscular

Trata-se de consciência muscular, consciência corporal. É possível ver o trabalho de musculatura nesse corpo? Existe uma ativação consciente na colocação desse corpo? As posições básicas do ballet já demonstram muito, aliás, ouso dizer que através do caminhar da aluna nós já conseguimos identificar algumas coisas.

É uma menina que se coloca em posição preparatória de forma consciente? Como ela se organiza em termos posturais? Como estão suas costas? Como está o core? Como estão as pernas? Como ela se sustenta? Quais são os músculos que ela ativa na rotação externa? Como está a consciência muscular?

    Ao longo das aulas, é possível observar esse trabalho de consciência muscular e ativação dos músculos. Não é só observar se aparece a divisão da panturrilha quando ela está na meia ponta, não é sobre ser definida. É entender se ela faz uma ativação consciente, por exemplo, na passagem dos dedos pelo *tendu*, com sustentação adequada e estabilidade na perna de base, com projeção ideal de tornozelo, com músculos intrínsecos e extrínsecos ativados.

Desenvolvimento hormonal

Falando principalmente das estudantes de ballet meninas, a mudança hormonal é muito grande na fase de 10 a 13 anos, ou no período de puberdade como um todo. Contamos como puberdade o período de 4 anos em torno da menarca, de 2 anos antes a 2 anos depois. Então, é importante saber se essa menina já menstruou ou não. E qual é o impacto da curva hormonal no seu crescimento.

    Tudo muda nesse momento: a sensibilidade, o equilíbrio, a colocação do corpo, a massa corpórea, o peso. Portanto, muda também a distribuição de massa. Às vezes, ela fica um pouco mais pesada ou emagrece um pouco, porque dá uma esticada. Além de crescer em altura, cresce o tamanho pé, cresce o seio. Tem alteração de temperatura, muda o humor, muda a flexibilidade.

Essa avaliação deve ser feita com muito cuidado, fazendo muitas perguntas, demonstrando abertura para que a menina se comunique com você de forma mais clara, sem temer ou se envergonhar do momento intenso que é a puberdade. É ideal que não haja dúvidas ou inseguranças dentro da cabecinha dela e é por isso que criar esse vínculo é importante. Existe uma mudança de mentalidade e de postura típica da idade, além de toda expectativa de colocar as pontas, tudo ao mesmo tempo.

É importante ainda destacar a necessidade de uma avaliação criteriosa em bailarinas que tenham puberdade precoce ou tardia. Se há ou já houve ingestão de hormônios, pois pode impactar diretamente no desenvolvimento dos pés, visto que os hormônios de crescimento atuam diretamente no aumento da massa óssea, podendo potencializar outras predisposições genéticas ou posturais, como hálux valgo e esporão calcâneo.

Predisposições

Outro ponto a analisar são as predisposições genéticas, físicas, fisiológicas. Por exemplo, as calcificações ósseas, como joanete do dedão ou joanete do quinto metatarso, que chamamos carinhosamente de bunionete. Se há tendência a ter esporão calcâneo ou calos ósseos ou cartilaginosos na parte de trás do calcanhar também.

Tudo isso vai impactar diretamente no uso de pontas, uma vez que o posicionamento do pé em pontas já expõe naturalmente mais os ossos e nos coloca numa posição de sobrecarga extraordinária.

Consciência corporal

Para avaliar a consciência corporal, é preciso observar se a menina consegue pensar sobre o movimento que está executando. Por exemplo, se entende o caminho que o corpo dela percorre para chegar em um *tendu*. E como é a colocação, a ativação do corpo, a postura dentro da técnica de ballet clássico.

Ao se colocar em primeira posição, já entendemos o grau de rotação externa que a bailarina é capaz de ter ou se ela força a rotação, desalinhando a tríade pé-tornozelo-joelho.

Simples posições ou passos são capazes de dizer muito!

Consciência metodológica

Não é preciso pedir para a aluna explicar exatamente o que é um *sur-le-cou-de-pied*, mas, ao ser solicitada a tirar um *coupé*, fazer um *retiré*, um *relevé* sem *plié*, como ela executa esses passos? Entende quando são pedidos certos movimentos ou ela só repete, só copia? O objetivo aqui é entender se ela tem consciência de como executar esse movimento.

Durante a fase de pré-ponta, os professores conseguem ir ajustando essas defasagens técnicas e passando matéria, mas às vezes a base vem de outra escola e o trabalho tem certas dificuldades.

No *fitting* especificamente faremos movimentos simples como *elevé*, *tendu*, *plié*, que são matérias de primeiro ano de ballet clássico, então se não há domínio do básico, não haverá do resto.

Maturidade emocional e racional

É preciso observar se a maturidade emocional e racional da bailarina é direcionada para o trabalho do ballet, se ela construiu um compromisso com a técnica de ballet clássico e com a escola. Tudo isso vai influenciar no trabalho de pontas que será desenvolvido.

Aqui, entramos no campo das subjetividades. A partir da observação, é possível entender de que maneira as meninas se comportam, falam com as amigas, formam os grupinhos, sobre o que conversam, como se posicionam. Sugiro fazer um estudo antropológico na sala de aula. Tudo isso é importante para entender como abordar cada uma na hora da conversa sobre a sapatilha de ponta. Ao falar sobre o assunto, algumas se mostrarão mais introvertidas, outras extrovertidas. O que o professor precisa observar nesse momento é se as perguntas são respondidas com maturidade, se a menina entende toda a linha de raciocínio quando lhe é explicado sobre a sapatilha de ponta.

Já o *fitter*, que não tem esse contato semanal com a estudante, deve perguntar quantas aulas por semana ela faz, quantas horas semanais de trabalho de ponta ela tem. Ela está em formação técnica pré-profissionalizante e quer se profissionalizar? Ou só faz ballet uma vez, duas vezes por semana, porque as amigas da escola também fazem e não tem a intenção de subir na ponta? Ao ouvir as respostas, deve observar a maturidade delas. Há meninas de 12 anos que se expressam muito bem e explicam tudo em detalhes. Já outras, são as mães que respondem por elas. O tipo de postura, portanto, dá pistas se ela está pronta para a responsabilidade de usar sapatilha de ponta e até mesmo se deseja, de fato, usá-las.

Relação aluno-pais

Talvez essa parte de relações seja a mais difícil, porque elas são ampliadas pela questão cliente-escola e cliente-professor, o professor como prestador de serviço. Tudo isso precisa ser colocado numa balança no momento de avaliar e iniciar o trabalho de pontas.

Como, então, dizer para os pais que a filha não está pronta para a ponta, porque ela tem apenas 10 anos? Corre-se o risco de a mãe dizer: "Ok, então vou colocá-la na outra escola, onde a turma já está nas pontas, porque é o sonho da vida dela e é o meu sonho ver minha filha dançando nas pontas." O professor perde o aluno, a escola perde o cliente. Até que ponto precisamos usar a pedagogia para auxiliar nesse momento?

Tudo pode ser dito, mas é preciso saber comunicar sem ofender, sem traumatizar, sem quebrar esse elo de confiança e mantendo o posicionamento com firmeza e responsabilidade. Por isso, é importante ter informação no momento de argumentar, e defender seu ponto de vista. Isso deve ser feito demonstrando que tem como objetivo principal evitar riscos para o corpo da menina. Usando essa abordagem, fica mais fácil de seu posicionamento ser compreendido. Os pais estão com a dor do filho.

Uma solução para uma menina que ainda não está pronta para a pontas é pensar em estratégias, como talvez atrasar um pouquinho — um bimestre, um semestre — o começo daquelas que já estão mais maduras, a fim de que todas iniciem juntas. Assim, ganha-se tempo para direcionar melhor o trabalho com quem tem uma necessidade maior de desenvolvimento. Mais uma alternativa é passar apenas algumas para a pré-ponta.

Todos esses estágios de avaliação incluem também o desenvolvimento físico e técnico do aluno. A quantidade de aulas, por exemplo, influenciará. Quem faz aula uma vez por semana vai ter um tempo diferente para começar a pré-ponta de quem faz quatro vezes por semana. Outros aspectos de evolução da técnica são a qualidade de colocação do tronco, o controle abdominal e pélvico, a estabilidade do core, o alinhamento de uma forma geral, da cabeça, tronco e membros. A gente vai falar bastante sobre essas questões físicas.

Avaliação física no fitting pré-ponta

Será a mesma do *fitting* tradicional, a mesma conversa com anamnese e levantamento de dados, mesma medição, mesmos passos a serem executados. A diferença estará nas possibilidades indicadas, pois serão sapatilhas de pré-ponta de marcas, modelos e preços diferentes.

Idade

Se houvesse curva de desenvolvimento única para todo mundo, a idade correta para iniciar o trabalho de pontas seria 12 anos. Mas não é assim que funciona, pois, desde o nascimento, cada pessoa se desenvolve de uma forma. Um cirurgião especializado em ortopedia de ballet clássico, que foi ortopedista do Royal Ballet School e consultor do Instituto de Medicina da Dança em Londres, diz que o único fator importante para ser analisado é o desenvolvimento da criança subjetivamente. Existem vários fatores que vão influenciar no desenvolvimento do pé e que precisam ser conhecidos no momento do *fitting*. A maneira como essa criança aprendeu a andar, o tipo de sapato que usou, se expandia o pé, se contraía, se desenvolveu com garras, se usou sapato de plástico, se o pé escorregava, se mora em lugar frio e só usou sapato fechado com meia, se mora na praia e só andou descalça com o pé na areia. Tudo isso vai influenciar no desenvolvimento desse pé e nos estímulos que ele recebe. Assim, pode ser que uma adolescente de 13 anos tenha físico menos desenvolvido do que outra de 11 anos. É por isso que muitas escolas nos Estados Unidos não permitem que as bailarinas passem para o trabalho de ponta até 11 ou 12 anos.

Na Europa, na China e, às vezes, na Rússia, vemos meninas de 8 ou 9 anos nas pontas. Podemos considerar que o início nessa idade é precoce e não deve ser normalizado, ainda que seja considerada uma iniciação precoce responsável. Isso porque existe uma idade fisiológica balizadora para o fechamento das placas de crescimento, chamadas epífises. A principal preocupação está relacionada a um potencial efeito negativo que pode acontecer nesse pé, que pode deformar. O trabalho precoce pode impactar especialmente o primeiro dedo, porque a maior parte do peso é apoiada nele, na ponta. A última epífise, que é a que importa para a gente, se fecha com uma idade média de 14 anos nas meninas e 16 anos nos meninos, com uma margem de erro de 2 anos para mais ou para menos. Portanto, um trabalho irresponsável pode danificar a formação óssea que não está ainda totalmente calcificada. Há muitos relatos e hipóteses de que o trabalho precoce nas pontas causa potenciais microtraumas.

E como saber se o crescimento ósseo no pé está completo? Uma radiografia pode ajudar, ainda que os ossos não apareçam com a formação completa. Então, deve ser considerada como mais um recurso auxiliar. A decisão de começar ou não nas pontas deve ser em conjunto com pais, professores, estudantes e *fitter*. No caso dos lojistas, sugiro que contem com a participação dos pais e dos professores, porque é, de fato, algo que exige muita responsabilidade.

Anatomia

Ao avaliar a anatomia de uma menina que está prestes a iniciar o trabalho de ballet nas pontas, é crucial considerar alguns pontos específicos, devido aos fatores de risco de lesões que pré-adolescentes e adolescentes enfrentam em comparação com adultos.

É importante verificar possíveis predisposições genéticas para condições, como halux valgo, conhecido popularmente como joanete, a fim de adotar medidas preventivas adequadas.

A estrutura do pé, a flexibilidade do tornozelo, a projeção do colo do pé e a mobilidade do tornozelo, desempenham um papel fundamental na capacidade da bailarina de dançar nas pontas com conforto, sem dores. A capacidade de apontar os dedos na flexão total do pé também é um aspecto essencial a ser considerado.

Alguns pés podem ser mais adequados para esse tipo de atividade, levando em conta o formato dos dedos, o tamanho e a angulação do tornozelo ideais. A hipermobilidade do tornozelo pode afetar de forma negativa e requer atenção especial para manter a estabilidade necessária. Um pé ideal geralmente possui dedos do mesmo tamanho, o que contribui para uma distribuição equilibrada do peso e reduz a sobrecarga em uma única região. Já um pé hipermóvel exige cuidados adicionais para evitar lesões, especialmente no tornozelo. O fortalecimento adequado é essencial para garantir a estabilidade e prevenir possíveis danos ao realizar atividades nas pontas.

Técnica

Na avaliação de *fitting* pré-ponta para uma bailarina, é essencial considerar diversos critérios técnicos. Entre eles, destacam-se a amplitude de movimento no quadril, rotação externa (*en dehors*), alinhamento adequado dos pés, joelhos e quadril para garantir uma linha harmoniosa e evitar desalinhamentos que possam resultar em lesões. Além disso, é fundamental analisar o posicionamento do core, a correta postura da coluna, pescoço, cabeça e costas. Esses aspectos são cruciais para a manutenção da estabilidade e equilíbrio durante os movimentos do ballet. A questão do *en dehors* também precisa ser cuidadosamente observada, pois a angulação utilizada na dança clássica requer uma rotação externa adequada nas articulações dos quadris. Ter uma angulação natural nesses movimentos pode facilitar a execução técnica e prevenir possíveis lesões.

Flexibilidade

A flexibilidade está intimamente ligada à capacidade do pé de suportar e executar os movimentos exigidos durante a prática na ponta. Durante o *relevé*, por exemplo, seja com sapatilha de ponta ou de meia-ponta, o alinhamento adequado do pé com a tíbia é essencial para garantir a estabilidade e prevenir lesões.

Na avaliação, é fundamental considerar a flexão plantar do tornozelo, a dorsiflexão das articulações metatarso-falangianas e a flexibilidade das articulações do meio do pé até ao antepé. Observar o posicionamento, alinhamento, extensão e flexão do pé, bem como a estabilidade do tornozelo, a capacidade dos dedos de se manterem retos no chão e a necessidade de evitar garreios ou posicionamentos inadequados.

É importante ressaltar que a flexão plantar completa do pé é essencial para dançar nas pontas, pois esta angulação é necessária para distribuir corretamente a carga e evitar sobrecargas nos pés.

Infelizmente, a falta dessa flexão completa é algo comum entre bailarinas iniciantes e, por isso, o *fitting* da pré-ponta deve ser funcional, ou seja, deve permitir trabalhar o pé de forma a desenvolver a flexão necessária para atingir o nível requerido. É essencial observar se o pé estica adequadamente durante o *relevé*, o *tendu* e outras posições dos pés, identificando movimentos que sinalizam a presença ou ausência da flexibilidade necessária para o ballet na ponta.

Força/propriocepção

A avaliação da força e propriocepção é fundamental, pois esses elementos são essenciais para garantir não só a segurança, mas também a qualidade técnica da bailarina ao realizar os movimentos na ponta. Aspectos como controle postural, estabilidade, explosão nos *sautés* e a capacidade de manter a posição na meia-ponta precisam ser considerados. Esses critérios indicam se a bailarina tem o preparo físico e técnico necessário para dançar nas pontas de forma segura e eficaz.

Diferentemente do papel do *fitter*, que avalia inicialmente o corpo da bailarina para encontrar a sapatilha adequada, o professor pode avaliar a prontidão da bailarina considerando uma série de movimentos específicos e exercícios que testam a aptidão do corpo para a prática na ponta.

Colocação

A colocação da bailarina está diretamente relacionada à segurança, à qualidade técnica e ao progresso da dançarina ao realizar os movimentos na ponta.

É essencial avaliar a postura, alinhamento corporal, colocação dos pés e eixo durante a execução dos movimentos. Um *fitter* deve observar se a bailarina demonstra controle postural adequado, alinhamento correto do corpo, ativação muscular apropriada e consciência proprioceptiva.

Nos casos em que a bailarina não demonstra segurança ou preparo suficientes, é imprescindível comunicar aos pais e ao professor para uma avaliação conjunta. Indicações sobre qual tipo de sapatilha é mais adequado, considerando flexibilidade e modelo, devem ser feitas com base na análise da colocação e habilidades da bailarina.

A progressão para a ponta deve ser feita de forma gradual, levando em conta a necessidade de fortalecimento específico e técnica aprimorada. O *fitting for function* desempenha um papel fundamental nesse processo, realizando testes para avaliar força, alinhamento, controle postural, propriocepção e ativação muscular necessários para a prática segura e eficaz na ponta.

SAPATILHAS DE PRÉ-PONTA

A sapatilha de pré-ponta, também conhecida como *soft*, é um modelo de transição entre a meia-ponta e a sapatilha de ponta. Apresenta uma estética semelhante à da ponta, mas não possui a estrutura rígida da palmilha nem a mesma quantidade de camadas no box. Ou seja, tem "cara de ponta", mas é mais maleável, sendo inadequada para a verticalização do corpo. Não se deve "subir nas pontas" com ela. Essa sapatilha representa uma nova etapa na jornada do ballet, podendo ser uma ferramenta valiosa no desenvolvimento muscular e do equilíbrio, pois proporciona estímulos direcionados. É especialmente útil para diminuir a ansiedade de bailarinas que ainda não estão prontas para subir nas pontas, mas desejam se sentir incluídas no processo, já que sua aparência se assemelha bastante à sapatilha de ponta.

A pré-ponta também oferece benefícios psicológicos e emocionais importantes, especialmente em contextos nos quais o grupo apresenta diferentes níveis de evolução técnica. Pode ser usada por orientação do professor, independentemente do método adotado pela escola. Em casos de dissonância técnica, algumas bailarinas podem iniciar o uso da ponta enquanto outras permanecem por mais tempo na fase da pré-ponta, de acordo com suas necessidades específicas.

É fundamental que essa fase venha acompanhada de exercícios específicos de fortalecimento da musculatura intrínseca do pé, promovendo sustentação e segurança para a futura prática em pontas. O uso de ponteiras de tecido finas também é recomendado, pois protegem e minimizam o atrito sem comprometer a mobilidade dos dedos e do metatarso, permitindo o estímulo muscular necessário ao fortalecimento.

Algumas marcas oferecem modelos com variações de largura, o que facilita o ajuste correto. Sapatilhas muito apertadas, sem opções de largura, podem mais prejudicar do que ajudar. Portanto, a escolha adequada do modelo é essencial para que a pré-ponta cumpra sua função de maneira eficaz.

Além disso, o fitter deve estar atento à individualidade da bailarina: algumas terão uma permanência mais longa nessa fase, exigindo trabalhos específicos antes de passar para as pontas. Nesses casos, o *fitting for function* considera se a bailarina já tem condições de evoluir ou se precisa permanecer com a pré-ponta por mais tempo, sempre com foco em segurança, fortalecimento e progressão técnica gradual.

PRÉ-PONTA PARA BAILARINA ADULTA

Para bailarinas adultas que estão se preparando para o trabalho de ponta, a idade não deve ser um fator impeditivo, desde que haja uma preparação adequada. O *fitter* deve avaliar a força dos músculos do tronco, do quadril e das pernas, incluindo o core. No caso de alunas hipermóveis a atenção precisa ser redobrada e a indicação de trabalhos de fortalecimento de pés e tornozelos sempre é um ponto necessário para garantir a segurança e prevenir lesões.

Os critérios serão os mesmos em termos de avaliação física e medições.

EXERCÍCIOS PARA A FASE PRÉ-PONTA

Durante a fase de preparação para o trabalho de ponta no ballet, os exercícios desempenham um papel fundamental para desenvolver e estimular habilidades específicas nos alunos. É essencial focar em fortalecer e conscientizar os pés, tornozelos, músculos intrínsecos, arco plantar e dedos, ao mesmo tempo em que se realiza alongamentos essenciais para a preparação adequada. Os tipos de exercícios recomendados são:

- **Trabalho de conscientização e ativação dos pés:** inclui exercícios para despertar e fortalecer os pés, bem como o aquecimento dos tornozelos.

- **Fortalecimento dos músculos intrínsecos e arco plantar:** foco na parte inferior do pé para fortalecer os músculos responsáveis pelo suporte e estabilidade.

- **Fortalecimento dos dedos:** exercícios específicos para fortalecer e melhorar a mobilidade dos dedos, garantindo um controle adequado.

- **Alongamento da fáscia plantar e colo de pé:** além de fortalecer, é importante alongar a fáscia plantar e o colo do pé, porém evitando métodos inseguros como o uso da "chinerina". O ideal é fazer alongamento dinâmicos, em movimento, trabalhados junto com o fortalecimento.

- **Alongamento das panturrilhas, gastrocnêmios e sóleo:** essencial para garantir a flexibilidade necessária, incluindo relaxamento e massagem com rolinho, bolinha, para aliviar tensões.

Ao integrar esses exercícios de forma personalizada em um mesociclo de treinamento, é possível preparar adequadamente os alunos para o trabalho de ponta, fornecendo não apenas força e estabilidade, mas também a flexibilidade necessária para a prática segura e eficaz.

Diretrizes da IADMS – critérios para iniciação às pontas

Um resumo (comentado por mim) das diretrizes da International Association for Dance Medice & Science (IADMS) para o trabalho de ponta:

- **Idade mínima de 11-12 anos**
  A idade não define necessariamente a aptidão, pois o crescimento de cada indivíduo é subjetivo.
- **Experiência em ballet**
  O aluno deve ter pelo menos 3 anos de formação consistente e 4 anos de aula, com um

mínimo de três aulas de ballet por semana de forma consistente.

- **Força e manutenção da fluência correta**
O aluno deve ser capaz de manter o equilíbrio, posicionamento correto e flexibilidade durante os movimentos.
- **Execução adequada de técnica**
O aluno deve demonstrar habilidades corretas em demi plié, tendus e relevés, bem como manter um tronco forte e reto ao dançar.
- **Amplitude de movimento e flexibilidade**
Avaliar a flexão plantar de tornozelo e pé, alinhamento adequado e força muscular podem indicar prontidão para o trabalho de ponta.
- **Condições de saúde e composição corporal**
É importante considerar a saúde geral do aluno, predisposições genéticas, peso adequado para a constituição física e evitar desestimular alunas com sobrepeso sem considerar a técnica e habilidade individuais.
- **Trabalho pré-ponta para alunos com dificuldades anatômicas**
Caso o aluno não apresente os sintomas anatômicos de prontidão adequados, é essencial direcionar um trabalho pré-ponta para fortalecer a musculatura e preparar o corpo para a prática nas pontas.

> **Desencorajar o treinamento de ponta se não for verdadeiramente pré-profissional**
> Conforme o IADMS, é importante desencorajar o trabalho de ponta para alunos que não atendam aos critérios necessários para evitar lesões e promover uma prática segura e adequada.)

Este capítulo reforça o papel fundamental do cuidado e da escuta atenta — e exclusiva, subjetiva — no processo de iniciação às pontas. A fase da pré--ponta não é apenas uma etapa intermediária, mas sim uma oportunidade valiosa de desenvolvimento físico, técnico e emocional, quando bem orientada.

As diretrizes da IADMS nos lembram que o tempo do corpo precisa ser respeitado e que a progressão segura está diretamente relacionada à qualidade do preparo, e não à pressa em alcançar marcos simbólicos. A sapatilha de pré-ponta, quando utilizada com propósito e critério, contribui para a construção de uma base sólida e confiante para o futuro da bailarina em pontas.

Que mais profissionais possam reconhecer esse momento como essencial e que mais bailarinas possam vivê-lo com segurança, autonomia e acolhimento.

PRELIMINARES
O FITTING E A BUSCA PELA SAPATILHA IDEAL

O estar em pontas é um feito extraordinário para o corpo, conforme descrito por Bickle, Deighan, e Theis (2018), a posição "em ponta" exige flexão plantar máxima através do antepé, mediopé e retropé, exigindo tremenda flexibilidade e força que só podem ser alcançadas com segurança através de muitos anos de treinamento. A força experimentada pelos dedos dos pés e metatarsos é extraordinária. Além disso, é um marco na vida da bailarina, em termos de avanço técnico, metodológico, pessoal e até emocional. Por isso, a busca pela sapatilha de ponta é considerada tão importante. O *fitting* pode ser o caminho para encontrar a sapatilha ideal, adequada e bem ajustada.

No entanto, a escolha do modelo ideal de sapatilha não é tão simples. Não basta escolher a mais confortável da loja. É preciso considerar uma série de fatores. Isso porque uma sapatilha inadequada pode ocasionar um trabalho de pontas desconfortável, aumentar o risco de lesões e o fazer parecer impossível e frustrante.

Hoje em dia, as empresas que fabricam sapatilhas de ponta têm criado muitos modelos, a fim de alcançar (ou calçar) os mais diversos tipos de pés. Porém os estudantes e professores de ballet clássico normalmente não têm informação suficiente sobre todos os modelos, marcas e detalhes disponíveis no mercado, seja pela falta de tempo para pesquisar, pela falta de interesse das marcas em divulgar (principalmente em português), ou ainda pela falta de possibilidades financeiras, tornando-se comum comprar a sapatilha mais barata ou mais acessível.

Como afirma Iris Gomes Bertoni (1992), é importante que a sapatilha de ponta mantenha proporções perfeitamente adaptáveis, em conformidade anatômica com os pés da bailarina, sendo coerentes com o objetivo da sua funcionalidade, isto é, a escolha da sapatilha deve ter em vista a utilização e não a duração.

Considerando um bom ajuste, a sapatilha de ponta deve tornar-se para a bailarina a própria extensão de seu corpo, o que lhe permitirá estabilidade e sustentação em um novo eixo de equilíbrio, e não um obstáculo aos movimentos.

Para que o trabalho possa desenvolver-se produtivamente, a sapatilha deve ser adaptada como uma luva, de tal forma que contribua com a mobilidade do pé, sem causar dor excessiva e tensão para que o movimento não seja amarrado, artificial, mecânico.

Mas para que haja o ajuste ideal de uma sapatilha de ponta, são considerados muitos fatores objetivos e subjetivos, que vão desde as partes que compõem a sapatilha de ponta, sua estrutura e materiais, tipo e comportamentos dos pés que irão calçá-la, sintomas de prontidão da bailarina e outros que trataremos adiante.

Não pode ser apertada demais, nem larga demais. Não deve sobrar e nem faltar espaço. Deve estar justa, porém não apertada. Precisa permitir mobilidade dos dedos dos pés ao mesmo tempo em que o box deve abraçar o metatarso para que os dedos não deslizem até a plataforma, sofrendo um impacto direto. Se apenas um desses fatores de um modelo estiver em desacordo com a anatomia e biomecânica do pé da bailarina, pode ser uma escolha arriscada.

Um box demasiadamente apertado ou cônico para uma bailarina que tem predisposição à joanete (hálux valgo), por exemplo, pode estimular diretamente o desvio, a exposição desse osso e sua inflamação, com o consequente aumento da protuberância. Além dessa, há outras disfunções ou lesões estruturais que podem ser causadas por uma sapatilha inapropriada. Alguns dos problemas mais comuns relacionados ao aperto causado pelo uso de sapatilhas de ponta são calos, joanetes, unhas encravadas e descoladas, além de bolhas, entre outros.

Há também questões que afetam a primeira articulação metatarsofalangeana; lesões nos sesamóides; fraturas por stress nos metatarsos; tendinite do flexor longo do hálux; síndrome do cubóide; dores crônicas na região do tendão calcâneo; dores na face anterior, medial e lateral da tíbia; síndrome da articulação patelofemoral; desordens do tendão patelar; problemas na articulação do quadril e problemas na coluna. Muitas destas lesões ocorrem por stress de repetição — segundo estudos, 64% são provocadas por microtraumatismos crônicos.[13]

A bailarina que dança nas pontas está sujeita a todos esses problemas, pois o ballet não é apenas uma arte, ele requer uma performance de atleta. E infelizmente essa sua característica é, muitas vezes, esquecida. Isso porque uma apresentação de ballet tem a magia de fazer parecer fácil o que é muito difícil.

Enquanto um jogador de futebol é admirado quando está suado, com a respiração ofegante, demonstrando que deu o sangue pelo time, a bailarina

---

13 "Em seu estudo de revisão, Khan et al., 1995 (apud PICON, 2003), traz uma completa lista de lesões que acometem bailarinas, dentre elas estão problemas na primeira articulação metatarsofalangeana, lesões nos sesamóides, fraturas por stress nos metatarsos, tendinite do flexor longo do hálux, síndrome do cubóide, dores crônicas na região do tendão calcâneo, dores na face anterior, medial e lateral da tíbia, síndrome da articulação patelofemoral, desordens do tendão patelar, problemas na articulação do quadril e problemas na coluna. Muitas destas lesões ocorrem por stress de repetição (64% provocadas por microtraumatismos crônicos), como mencionam Hardaker e Moorman (1986). " (PICON, A. P.; FRANCHI, S. S., 2007, p. 178)

deve esconder seus esforços sob um sorriso sereno e radiante. Além disso, há uma normalização (ou até romantização) da dor. Fazendo mais uma comparação, se um jogador de futebol está sentido dor, logo é retirado de campo, pois entende-se que isso atrapalha a sua performance. Imagine: qual a possibilidade de um profissional jogar com uma chuteira que machuque seus pés?

Já no ballet, sentir dor é algo considerado normal, bem como usar uma sapatilha que, depois de algumas horas de dança, machuca. Mas acredito profundamente que não deveria ser assim e, hoje, a ciência já comprova isso. Publicações da dra. Alycia Fong Yan (2011), pesquisadora da área da dança e formada em Ciências do Exercício do Esporte, desmistificam essa crença, dizendo que o bailarino precisa ter um pé saudável e sem dor. Ela diz que os calçados devem ser projetados para minimizar as forças de impacto e o risco de lesões para as bailarinas, e ajudá-las a alcançar o desempenho máximo.

Se você coloca a sapatilha para estar em movimento durante horas de ensaio, de espetáculo, como vai ter um pé com dor o tempo todo? A sapatilha tem que calçar o pé adequadamente, ou a bailarina será impedida de fazer os movimentos que precisa e ainda corre um risco altíssimo de lesão. Além disso, em vez de usar sua energia para superar uma dor, ela poderia estar concentrada em outra coisa, como a melhora de sua performance. A sapatilha de ponta foi projetada para sustentar o peso total do corpo em uma pequena base de suporte, distribuindo o peso entre dois pés. Na maioria das vezes, aliás, apenas um pé suporta essa carga extrema. Então, ela precisa ser uma ferramenta para o aprimoramento da técnica, e não um obstáculo à construção dela.

A escolha da sapatilha de ponta ideal, no entanto, é uma ciência, mas não exata. Não existe uma regra ou parâmetro mundial que defina um tipo de sapatilha para cada pé, porque todos os pés são diferentes, não somente em formatos e medidas, mas principalmente em comportamento. Cada pé é um mundo de possibilidades e subjetividades. Se não há receita, tudo precisa ser considerado de forma individual e detalhada para cada bailarina. Isso é feito com o auxílio do processo de *fitting*, que aqui defendo como o caminho mais seguro para a sapatilha de ponta ideal.

O QUE É O *FITTING*?

Finalmente, seu conceito.

Fitting é uma palavra de origem inglesa que provém da expressão *to fit*, que significa "ajustar", "adequar". Trata-se, portanto, do ato de ajustar, tornar adequado ou apropriado algo (objeto) a um corpo, de acordo com as circunstâncias. No ballet, o *fitting* é o processo de busca e ajuste da sapatilha de ponta ao pé da bailarina, achando ou tornando uma sapatilha "ideal", sendo realizado por profissionais treinados por/para as marcas. Ou seja, o caminho através do qual chegaremos ao ajuste da sapatilha ideal. É através desse processo que entendemos os pés, o corpo, a expectativa, os sonhos e, obviamente, as necessidades técnicas da bailarina.

Um dos pontos principais a serem observado no *fitting* é, de fato, o ajuste. De acordo com um artigo da revista *Dance Teacher*, de Andrea Marks, que treina bailarinos há 20 anos na School of Hartford Ballet, em Connecticut, sapatilhas bem ajustadas e bem amarradas são vitais para alcançar a técnica correta e prevenir lesões na ponta.

Outro estudo realizado por Kathryn Rose Calleja, publicado em 2020, afirma que se a estrutura da sapatilha de ponta estiver ajustada corretamente e o bailarino for treinado corretamente, a sapatilha realmente ajuda no movimento e atua como um grande estabilizador para o pé.[14] Do contrário, a sapatilha de ponta mal ajustada pode alterar completamente a capacidade das bailarinas de se alinharem adequadamente.

Uma sapatilha bem escolhida propicia melhoria de performance, sendo algo perceptível tanto na técnica, quanto na estética. Com a sapatilha ideal, a bailarina se sente mais segura, mais estável, mais confortável,

---

14 Bickle et al., 2018.

com menos chance de lesão, com menos atrito com o calçado, sem bolhas. Com isso, é natural atingir o aprimoramento técnico e maiores desafios. A verdade é que podemos oferecer um direcionamento de energia, sabe? Venho de uma geração na qual usávamos "o que tinha", independentemente de qualquer característica anatômica dos pés, desconsiderando o olhar subjetivo e individual, e considerando toda a dor a partir do uso de pontas algo normal. Quantas aulas foram gastas apenas com dor e sem trabalho técnico de qualidade? Perda de tempo, perda de energia, frustração. Hoje realmente é possível mudar isso, propiciar um trabalho responsável e até confortável, possibilitando o aprimoramento técnico necessário e tornando a bailarina mais segura (e feliz!) para trabalhar em pontas.

Uma sapatilha adequada ao pé também melhora esteticamente as linhas por mostrar a linha exata do corpo, isso é nítido. O objetivo do *fitting* é achar a sapatilha que seja a cobertura de cetim mais adequada ao formato dos pés. Quando isso é alcançado, a estética será muito mais favorável. A estética de fato acontece como consequência de um ajuste ideal, mas o contrário também pode acontecer, uma sapatilha com visual desproporcional à linha original da bailarina. Em bancadas de festivais de dança, é comum os jurados dizerem frases como: "você está muito bem, tecnicamente você foi linda, mas a sua sapatilha não te favorece"; "a sua sapatilha te puxa para trás"; "a sua sapatilha estava muito flexível"; "parece que você não estica o pé"; "no *pas de quatre* de O *Lago do Cisne*, a sua sapatilha estava muito rígida, eu não vi a sua linha de pé". Isso pode ser evitado com um *fitting* de qualidade.

Para realizar o *fitting* e encontrar a sapatilha ideal, é necessário considerar uma longa lista de variáveis que incluem todas as partes anatômicas da sapatilha de ponta e especificidades, como modelo, estimativa de tamanho, formato do box, largura do box, largura do corpo da sapatilha, altura do perfil, corte ou formato da sapatilha, linha da garganta, altura e corte da gáspea, altura e corte das costuras laterais, tipo de cadarço, plataforma, pregas, costuras, elásticos, fitas e acessórios.

Bertoni levanta a importância da conformidade anatômica da sapatilha com os pés, destacando que a sapatilha de ponta deve manter proporções perfeitamente adaptáveis aos pés da bailarina, sendo coerentes com o objetivo da sua funcionalidade, isto é, a escolha da sapatilha deve ter em vista a utilização e não a duração, devendo contribuir com a mobilidade do pé, sem causar dor e tensão excessiva para que o movimento não seja limitado, artificial ou mecânico.

Considera-se que sapatilhas bem ajustadas são vitais para alcançar a técnica correta. Uma sapatilha de ponta mal ajustada pode alterar completamente a capacidade das bailarinas de se alinharem adequadamente. Além disso, sapatilhas que sejam muito pequenas, estreitas ou grandes demais podem levar a lesões de bolhas, tendinites, entorses ou fraturas por estresse.[15]

Tratando-se de seres humanos, subjetivos e exclusivos, a escolha da sapatilha de ponta é uma ciência não exata e tudo precisa ser considerado individualmente e detalhadamente em cada corpo. A sapatilha não pode ser apertada demais, nem larga demais, não deve sobrar e nem faltar espaço, a sapatilha deve estar justa, porém não apertada.

O processo de *fitting* contempla muitos detalhes e subjetividades, por isso deve seguir algumas etapas, para que seja possível avaliar criteriosamente todos os fatores, tornando possível ajuste ideal.

Para uma sapatilha bem ajustada devemos considerar um box que acompanha o formato do pé, especificamente do antepé (dedos), tanto na posição estática quanto em movimento, ou seja, quando está na posição em pontas, que conseguimos dimensionar através da posição dos dedos no *battement tendu*.

A largura ideal do box e da sapatilha deve ser considerada quando há proporcionalmente suporte do metatarso e mobilidade dos dedos, a sapatilha não pode ser larga a ponto de os dedos deslizarem demais até sentir o impacto direto da plataforma

....
15   MARKS, 2017.

no chão, mas também não pode ser justa demais ao ponto de impedir a mobilidade do metatarso.

A altura da gáspea adequada é considerada através de um conjunto de fatores, desde o comprimento dos dedos, a altura do colo de pé e até a capacidade de flexão total do pé e dos dedos, de acordo com a projeção e flexibilidade do tornozelo.

O tamanho adequado deve ser considerado com os pés no chão, na segunda posição em *demi plié*, pois esse é o momento no qual o pé mais se expande. Nessa posição, o pé deve ocupar a sapatilha inteira, sem sobrar nem faltar. A bailarina deve sentir que seus dedos encostam levemente na plataforma, mas todos devem se manter retos e neutros no chão. O metatarso deve ter mobilidade e o calcanhar deve estar fixo, justo, mas sem apertar. O tamanho não pode ser considerado quando os pés estão em pontas, visto que estes se comprimem em tal posição. O ideal é que haja uma pequena sobra de tecido, justamente para que a bailarina possa voltar ao *plié*, sem que a sapatilha fique apertada.

A palmilha ideal é escolhida através da força existente na musculatura intrínseca dos pés, junto com seu arco plantar. A palmilha deve acompanhar os pés em todo o movimento e dar o suporte necessário, porque é a coluna vertebral da sapatilha de ponta.[16]

16 NOVELLA, 2000.

Na busca por otimizar a construção do pensamento para todos os fatores e critérios necessários durante o processo de *fitting*, na figura abaixo estão elencados os fatores imprescindíveis:

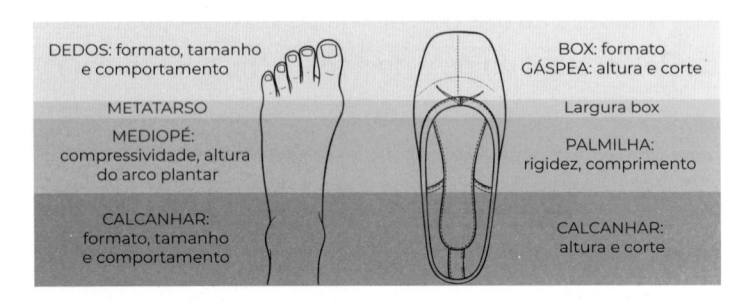

DEDOS: formato, tamanho e comportamento	BOX: formato GÁSPEA: altura e corte
METATARSO	Largura box
MEDIOPÉ: compressividade, altura do arco plantar	PALMILHA: rigidez, comprimento
CALCANHAR: formato, tamanho e comportamento	CALCANHAR: altura e corte

Apesar de termos milhares de possibilidades de sapatilhas, não existe uma regra ou parâmetro mundial que defina um tipo de sapatilha para cada pé, porque todos os pés são diferentes. Assim, é primordial identificar todas as características dos pés que mais influenciam na escolha dos sapatos, além de detectar os problemas mais comuns e as soluções que se podem encontrar nas pontas, através do *fitting*.

Um adendo, algo que sempre me indignou foi o atendimento dos vendedores de tênis nas lojas de esporte. O vendedor de tênis é um vendedor que sabe sobre o sapato de uma marca específica, mas não sabe sobre corrida. Sendo o cliente um corredor, o vendedor precisaria entender sobre corrida e sobre a demanda do cliente, certo? O tênis que ele venderia para uma pessoa que corre 5 km na esteira da academia não pode ser o mesmo que o tênis usado por alguém que irá correr uma maratona.

O vendedor normalmente não está preparado em termos de informação e propósitos técnicos do uso, às vezes não sabe avaliar a necessidade real do cliente, do corredor, não entende sobre a pisada dele, sobre qual piso ele costuma correr. No ballet acontecia exatamente a mesma coisa. Perguntava-se qual o número do calçado de rua e, no máximo, quanto tempo de experiência com ballet e pontas, para indicar se seria uma sapatilha iniciante ou "profissional", como se isso definisse também o nível de rigidez da palmilha, o que não define.

Mas assim como os tênis de corrida, as sapatilhas de ponta são criadas com um propósito, cada produto é pensado nos mínimos detalhes pelo sapateiro ou idealizador, mas essa informação se perde no caminho até os pés da bailarina. Isso me deixava inconformada. Porque é uma ponte que precisava ser construída, o sapateiro precisa entender se seu produto de fato cumpre o propósito para o qual foi idealizado, assim como a bailarina precisa entender se aquele produto corresponde às suas necessidades e/ou expectativas.

Como advogada especializada na área consultiva e preventiva de processos trabalhistas, aprendi a estudar por "passo a passo", aprendi a desenvolver POP's (procedimento operacional padrão), que são processos e operações colocados em ordem para que as empresas não errem a ordem de seus próprios passos. Quanto mais direcionamos, menos erramos. Então, no fim, esse processo ou "método" que vocês verão aqui, nada mais é do que uma grande síntese de tudo que eu estudei sobre os produtos junto às marcas, adicionando as avaliações específicas do ballet clássico e colocando tudo numa ordem de ação, para que possamos levantar o que é necessário para que se transforme numa indicação de sapatilha de ponta.

Dito isso, o *fitting* tem PASSOS, quais sejam:

1. Conexão
2. Avaliação física
3. Medição dos pés
4. Levantamento de possibilidades
5. Indicações
6. Guia para a prova

Vamos partir em breve para o destrinchamento de cada um desses passos, mas antes, para fazer sentido, guarde essa informação: é preciso aprender a pensar o pé e entendê-lo de forma funcional, já conectando com as partes da sapatilha ao longo do processo. E tomem nota de tudo ao longo do processo, porque precisamos saber o que indicar e o porquê de cada ponta. Aqui vai uma lista primordial do que será indicado no *fitting*:

- Marca
- Modelo
- Estimativa de tamanho
- Formato do box
- Largura do box (e do corpo, quando for possível)
- Coroa/altura perfil
- Shape e/ou corte da garganta
- Gáspea (altura e corte)
- Palmilha (rigidez, formato, comprimento e arco)
- Calcanhar (altura e corte)
- Costuras laterais (altura e corte)
- Plataforma
- Pregas
- Funcionalidades e especificidades da tecnologia
- Acessórios
- Fitas e elásticos (como costurar)

É bastante coisa para pensar, né? Mas tem uma linha de raciocínio que eu fui construindo ao longo desses mais de 7 anos. Esse método de fazer e de pensar o *fitting* vai fazer sentido para vocês, eu prometo que dá para ter lógica (talvez). O *fitting* é um processo multidisciplinar então para conseguir pensar em todos os seus passos, precisamos de conhecimentos prévios, e aqui vão eles, quase como preliminares de mérito (a raiz de advogada sempre fala).

Então vamos falar do método de *fitting* Nas Pontas propriamente dito, e é isso que eu vou tentar ensinar para vocês nos próximos capítulos.

FITTING
PASSO A PASSO, NO MÉTODO NAS PONTAS

Finalmente, o mérito deste livro, o passo a passo do *fitting*. Como dito anteriormente, o *fitting* acontece em etapas e é importante que elas sejam seguidas, visando levantar todas as informações necessárias para que os critérios de avaliação possam ser executados e, posteriormente, construída a indicação adequada.

O *fitting* não é uma mágica, não é uma receita exata, é um processo, um caminho pelo qual vamos chegando cada vez mais perto da sapatilha ideal.

Então vamos ao detalhamento de cada passo deste precioso processo:

Passo 1: Conexão

Poderíamos nomear este passo como "levantamento de dados", ou anamnese, que em seu conceito básico significa "trazer à memória", ou trazer os dados relacionados àquele assunto, neste caso, a história de vida no ballet.

Na prática, todos os *fitters* formados por nossa escola têm acesso a uma ficha de atendimento, o que vai direcionando quanto aos dados que precisam ser levantados e registrados, como nome completo, data de nascimento, tempo de prática de ballet clássico, tempo de uso de pontas, primeira sapatilha que utilizou, sapatilha atual, o que sente atualmente de desconforto físico e quais são as expectativas para a uma sapatilha melhor.

Dentro desse levantamento, vamos abrindo ramificações para entender a qualidade e o tempo de trabalho técnico, formato das aulas por semana e carga horária, durabilidade da sapatilha, necessidade técnica, performática ou estética, além do histórico de lesões.

Apesar do levantamento de dados ser intencional, a conexão é extremamente necessária, pelo fato de o *fitting* ser um processo de confiança e até de intimidade; afinal, a pessoa está sentada descalça na frente do *fitter*, contando sobre a sua vida, então é necessário estar com a escuta ativa apurada.

Os dados são colhidos através de uma história, e essa história é contada através de uma pessoa, ou seja, é individual, subjetivo, exclusivo. Gosto de abrir um balaio imaginário para receber tudo que elas me entregaram, como se tirasse delas um peso, um medo ou um trauma e isso fosse aliviá-las, porque falar, cura; e ouvir, ensina. A bailarina traz para nós, *fitters*, tudo o que caminhou até ali e nos entrega, além dos dados, uma história, às vezes boa, às vezes triste. Elas se culpam por não subir, por não ter avanço técnico, por não ter força, por sentir dor demais, sentem-se limitadas, frustradas e, às vezes, só precisam desse acolhimento e uma gáspea baixa.

E no momento em que nós fazemos as indicações, tudo será invertido, elas ouvirão e serão educadas através do que faremos juntas. O *fitting* nos prepara para isso, para ouvir, acolher, tratar o que tem de errado, prevenir que algo piore, melhorar o máximo possível. O propósito é transformar aquela pessoa e aquela jornada. A partir da passagem dela pelo *fitting*, ela terá aberto um novo caminho.

Passo 2: Avaliação física

Levantados os dados iniciais, passamos para a avaliação física, não muito rebuscada, pois o que estamos buscando entender é o comportamento daquele pé e daquele corpo diante dos passos básicos, que precisam ser bem executados, e demonstrar angulações e segurança técnica específica.

O *fitting* não se trata de uma avaliação de prontidão para o uso de pontas, pois, em regra, quando as bailarinas buscam o *fitting*, ou já usam pontas, seus professores já as avaliaram e julgaram-nas aptas ao uso (o que deve ser feito na fase de pré-ponta, como vimos anteriormente).

O que entenderemos aqui é o formato dos pés de forma estática, o formato dos pés em movimentos como meia ponta e *tendu*, a angulação do tornozelo e a força dos pés através do comportamento do arco plantar.

Primeiramente, a bailarina deve ficar em pé, com pés paralelos e neutros, onde já identificaremos o formato dos seus dedos, se eles se contraem muito ou se garreiam já nesta posição; como é a largura neutra do metatarso; se há pronação ou supinação; se há dificuldade na estabilização. Depois, meia ponta, ainda com pés paralelos, onde entenderemos se há controle nessa "simples" subida.

Ao subir na meia ponta com pés paralelos, já podemos observar se há mudança no comportamento dos dedos, qual é o nível de controle dos músculos rotadores das coxas, os responsáveis pelo trabalho de rotação externa e, principalmente, a projeção do tornozelo, se muita, se pouca, se cai para fora, se há controle de subida e descida.

Depois a bailarina deve ficar em primeira posição, onde podemos observar se há potencialização da pronação ou do desvio do hálux, o controle do arco plantar, se há boa colocação respeitando os ângulos naturais de pernas e joelho e seguir observando o nível de contração desses dedos para se segurar nessa posição. A bailarina deve subir na meia ponta também em primeira posição, para que sigamos entendendo o nível de controle postural e a angulação do tornozelo.

E vamos aos *tendus*. O *tendu* deve ser feito ao lado, onde observaremos o caminho que os pés fazem, se há passagem adequada pelos dedos e alongamento do tornozelo, além da estabilidade que a perna de base é capaz de oferecer. No *tendu* podemos ver se há qualidade técnica nos estudos, é um passo simples, de primeiro ano de ballet, mas que demonstra muitas coisas. O caminho do *tendu* exige passagem pelos dedos, arrastando-os pelo chão e terminando com a flexão total do pé, os dedos todos apontados para o chão, onde poderemos ver se há a angulação ideal entre dedos, o pé, o tornozelo e a tíbia.

Quando, no ápice do *tendu*, já com o pé em flexão total, observaremos também o comportamento dos dedos. Será que eles se mantêm no mesmo formato de quando estão neutros? Garreiam-se? Comprimem-se? Encavalam-se? Observaremos criteriosamente nesse momento, pois essa posição de flexão total dos pés e dos dedos demonstrará o mais próximo do que será dentro do box da sapatilha de ponta. Então, se esses dedos se encavalam, desalinham-se, se o hálux potencializa seu desvio, se os dedos se garreiam, precisamos começar a desenvolver a estratégia para melhor posicionamento dos dedos antes de colocá-los dentro do box da sapatilha.

É importante ressaltar que esta é a imagem de como os dedos devem e não devem se comportar dentro do box da sapatilha de ponta, precisamos entender o que faz esses dedos se desalinharem para corrigir fora da sapatilha também, pois o posicionamento dos dedos e do arco plantar diz sobre a força e o controle muscular deste pé. Dedos em garra ou em martelo, desvios de hálux, arco desabado, tudo isso precisa ser trabalhado no pé, não nas pontas.

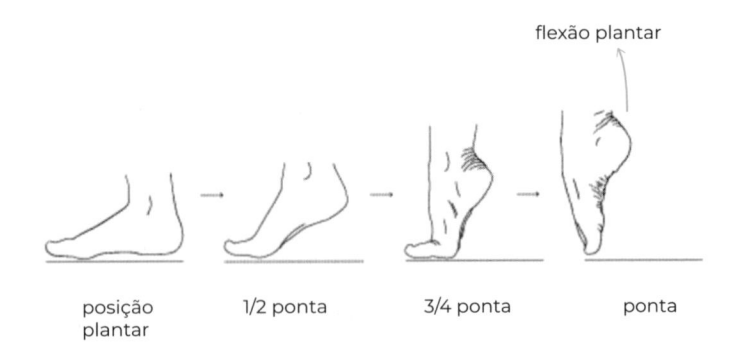

flexão plantar

posição plantar — 1/2 ponta — 3/4 ponta — ponta

Mas é nesse momento que entenderemos se essa bailarina precisa de uma ponteira mais móvel, se precisa de espaçadores para dedão, para outros dedos, se precisa de trabalho pontual de musculatura intrínseca, trabalho de estabilização e fortalecimento de tornozelo, se precisa de certo ganho de mobilidade etc.

A partir de um olhar apurado não só no *fitting*, mas também nos estudos de ballet clássico, podemos entender com um simples *plié*, um *relevé* e *tendus* quase tudo de que precisamos.

Assim passamos a entender qual o formato do box que indicaremos para estes pés, através do formato e comportamento destes dedos, bem como a palmilha que deveremos trabalhar, a partir do tipo e comportamento do arco plantar.

Passo 3: Medição

No *fittiing*, assim como na escola de todos os calçados, precisamos de três medidas dos pés: o cumprimento, a largura do metatarso e o perímetro (ou circunferência) metatarsal.

Para tirar as medidas, o básico que funciona é papel, lápis e fita métrica. Os pés devem ser desenhados em folhas de papel (posicionados de forma paralela, neutros e com o lápis a 90°).

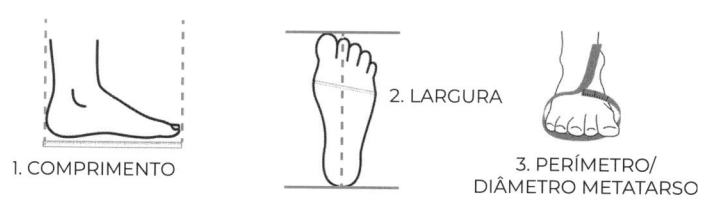

1. COMPRIMENTO
2. LARGURA
3. PERÍMETRO/ DIÂMETRO METATARSO

A partir desse desenho, tiramos comprimento e largura na própria folha, depois passamos a fita métrica diretamente ao redor do metatarso para ter a circunferência.

Na prática podemos usar também réguas de pé específicas para ter comprimento em centímetros e numerações de pé de outras tabelas mundiais, numerações americanas, inglesas, europeias etc., pois isso nos ajudará na hora da indicação dos tamanhos, já que cada marca trabalha com numerações e critérios próprios. Também podemos usar paquímetros para medição exata da largura do metatarso. Tendo essas três medidas, seguiremos adiante.

Passo 4: Levantamento de possibilidades

Entendemos até aqui o tipo dos pés, formato dos dedos, o comportamento dos arcos plantares, a força e tamanho, através das medidas exatas, agora vamos ao desafio, levantar as possibilidades que atendam não só àquele formato e tamanho de pé, mas também ao que a bailarina pode pagar, ao que pode ser funcional dentro da demanda que ela tem e das necessidades técnicas.

Para este momento, precisamos ter o máximo de opções possíveis em mente, sapatilhas que tenham características semelhantes com preços e materiais diferentes, durabilidade, níveis de palmilha diversos, tudo para que possamos orientar as melhores opções para a bailarina e construir com ela o que realmente será ideal.

Então, por exemplo, se a bailarina tem pés romanos, com os três primeiros dedos praticamente do mesmo tamanho, ela poderá usar sapatilhas mais quadradas, assim pensaremos em formas quadradas possíveis para ela. Se ela tem pés romanos e muito projetados com aparente hipermobilidade no tornozelo, precisamos de sapatilhas com box quadrados e palmilhas que se aproximem do arco plantar dela;

se ela tem pés romanos, hipermobilidade, excessiva projeção de tornozelo e ensaia pelo menos 6h por semana, precisamos pensar em sapatilhas com box quadrados, gáspeas que tragam segurança em altura e corte, palmilhas que atendam à mobilidade do pé dela e que tenham uma certa durabilidade, por aí vamos afunilando as opções.

Por isso é imprescindível que o *fitter* conheça as sapatilhas que existem no mercado, pois só assim conseguimos abrir o leque de possibilidades para cada pé e suas exigências.

Passo 5: Indicações

Este é o momento em que juntaremos tudo que levantamos até aqui e preencheremos a ficha com aqueles diversos fatores. A ficha do *fitting* auxilia muito na prática, mas a parte das indicações vem também rodeada de questões relacionadas às possibilidades de cada bailarina. Eu particularmente prefiro indicar um número maior de possibilidades, mesmo que a bailarina não consiga pagar sapatilhas mais caras ou importadas naquele momento, mas eu gosto de deixar possibilidades para que, quando ela puder, saiba o que tem de melhor no mercado para ela.

Aqui vem novamente a lista primordial do que será indicado no *fitting*:

- Marca
- Modelo
- Estimativa de tamanho
- Formato do box
- Largura do box (e do corpo, quando for possível)
- Coroa/altura perfil
- Shape e/ou corte da garganta
- Gáspea (altura e corte)
- Palmilha (rigidez, formato, comprimento e arco)
- Calcanhar (altura e corte)
- Costuras laterais (altura e corte)
- Plataforma
- Pregas
- Funcionalidades e especificidades da tecnologia
- Acessórios
- Fitas e elásticos (como costurar)

Com a ficha, a parte das indicações se torna muito mais prática e intuitiva, pois a partir da construção de características que vamos colocando ali, preenchendo ao longo do processo de *fitting*, vamos chegando aos denominadores das sapatilhas.

Então, se eu já identifiquei e preenchi o tipo de pé, já sei quais tipos de box trabalharei, depois já vou preencher as opções dentro daquelas características. Da mesma forma, se eu já identifiquei o arco e a força, já sei qual tipo de palmilha, comprimento ou nível de rigidez devo trabalhar e, assim, já tenho os tipos de box e de palmilhas que precisarei unir num modelo específico.

Assim vamos construindo as características ideais da sapatilha para aquela bailarina e buscando em nosso repositório (mental, documental, teórico) com quais sapatilhas podemos trabalhar naquele caso.

Resumindo: tudo isso será colocado na indicação — qual modelo de sapatilha; qual marca; qual estimativa de tamanho; qual seria a largura ideal; o tipo de palmilha; comprimento e nível de rigidez; os detalhes de calcanhar, as pregas, os detalhes de costuras, o tipo de elástico e das fitas etc.

Passo 6: Guia para a prova

A prova da sapatilha de ponta precisa ser feita em conjunto ou, nos casos de *fitting* à distância, online, ou fora de loja, precisa ser acompanhada via chamada de vídeo.

Durante a prova da sapatilha, há dois movimentos primordiais que precisam ser feitos, um bom *plié* na segunda posição e o "colocar-se" em pontas com pés paralelos. Sim, colocar-se não é subir, porque não se deve passar pela meia ponta.

Nós não somos ensinados na vida humana a provar sapatos, é sempre aquela coisa: colocar o pé pra dentro, se não apertar ao ponto de incomodar, a gente usa. Mas no ballet não pode ser assim (nem na vida com calçados normais!)

Aqui entra o momento de conscientizar a bailarina sobre o que ela realmente precisa sentir dentro da sapatilha de ponta, como seus dedos devem estar posicionados, como é a mobilidade ideal dentro da sapatilha, como ficam os pés verticalizados, como a palmilha deve acompanhar os pés sem se desconectar do arco plantar, por aí vai.

COMO PROVAR A SAPATILHA DE PONTA
[GUIA DA PROVA PARA SAPATILHAS DE PONTA]

O QUE FAZER:

- **VERIFICAR TAMANHO**: Um bom plié na 2ª posição e mexa os dedos. Seu pé deve ocupar toda a sapatilha nem apertar e sem sobrar.
  → Você precisa sentir que encosta na plataforma e seus dedos devem se manter retos no chão, abraçados, mas com mobilidade.

- **VERIFICAR PALMILHA E COMPORTAMENTO**: Em pés paralelos (ou 6ª posição), de frente à barra, você deve subir um pé e depois o outro.
  → Verifique se seu pé continua abraçado ou se está deslizando internamente, isso pode ser um sinal de box largo.
  → Não faça relevés e não passe pela meia ponta para não danificar o box.
  → Sempre há uma sobra de tecido no calcanhar, de uns 0,5 cm, esse é o espaço que seu pé precisará para voltar no plié.

- **VOCÊ PRECISA ALCANÇAR A PONTA**: Perceba se você alcança toda a plataforma, se não, teste uma palmilha menos rígida ou uma gáspea mais baixa.

- **LEVE SEU KIT PESSOAL!** É importante que você prove as sapatilhas com sua ponteira de preferência e acessórios necessários. A alteração destes na hora da prova pode deixar o box ou largura inadequados.
  → Respeitar o tamanho e a largura e, na dúvida, priorizar o conforto do metatarso.
  → Observar se a palmilha não desliza, ela precisa estar bem "sentada" ao pé;
  → Atente-se às dores – no momento das provas o ideal é que nada gere dor ou incômodo.

O QUE NÃO FAZER:

- EMPURRAR/FORÇAR A SAPATILHA PARA ENTRAR;
- IGNORAR LESÕES;
- ESCOLHER TAMANHOS MAIORES OU SAPATILHAS "MAIS DURAS" PARA DURAR MAIS;
- SEGUIR A MODA "DA SAPATILHA QUE ESTÁ TODO MUNDO USANDO";
- DESISTIR IMEDIATAMENTE.

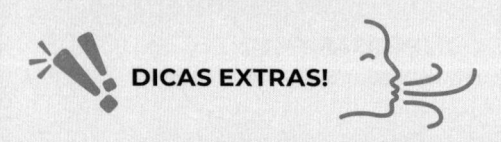

DICAS EXTRAS!

As sapatilhas precisam respirar! Após o uso, deixa-as FORA DA BOLSA, em lugar fresco e arejado;

Lave seus acessórios sempre que possível com água e sabão neutro; deixe secar bem e os conserve no talco.

A maioria das sapatilhas é feita com cola à base de água e matéria orgânica, não as deixe suadas dentro da bolsa; não dê espaço para fungos e bactérias!

O PAPEL DO FITTER

A fim de alcançar o ajuste mais adequado para uma bailarina, todas as fontes ao longo da pesquisa literária realizada por Calleja (2020) recomendaram que as sapatilhas de ponta devem ser ajustadas para os bailarinos por um profissional, denominando no mercado de sapatilhas de ponta como *fitter*. O *fitter* é o profissional multidisciplinar que vai realizar o *fitting*, ajudando a bailarina a encontrar a sapatilha que atenda à necessidade da bailarina. Ele não precisa ser ou ter sido um bailarino profissional, mas deve ter conhecimento prévio de ballet. Além disso, é importante que tenha um comportamento acolhedor, responsável e pedagógico para educar sobre a importância da uma sapatilha bem ajustada e, ao mesmo tempo, saber indicá-la levando em conta todos os fatores necessários.

O momento do *fitting* é muito subjetivo, eu diria quase íntimo, já que tem uma pessoa sentada descalça na sua frente contando todos os detalhes dos pés, a unha que encrava, a joanete da avó, a bolha frequente, por aí vai. Acredito que exista, para além disso, uma troca energética entre a bailarina e o *fitter*, porque ela trará para a conversa inicial tudo o que ela caminhou até aquele momento no ballet. Sua trajetória, seus traumas, suas expectativas, a história do seu corpo, suas limitações, suas frustrações, suas necessidades, seus objetivos dentro do ballet. É quase um processo terapêutico, existe uma partilha e muita confiança.

O *fitter* precisa acolher todas essas informações para conduzir seu trabalho buscando os objetivos da bailarina. Caso ela exponha dor, trauma, medo, vergonha ou frustração por não conseguir executar um movimento, ele terá como objetivo ajudá-la. Em seguida, fará uma avaliação completa do corpo, dos pés e de como ela executa a técnica do ballet... tudo para fazer um estudo apurado e indicar os modelos mais adequados.

O processo de *fitting* também entrega para a bailarina mais sobre ela mesma, informações e fatos que ela não sabia até aquele momento ou talvez não tivesse percebido, ajudando-a em sua consciência técnica e corporal. Depois de uma avaliação, o *fitter* pode trazer levantamentos, tais como: por que o corpo dela e os pés são como são; o que há de correto e de errado na forma como ela se posiciona; por que o tornozelo dela tem uma determinada movimentação; por que dedos garreiam por isso; quais são as características de seu arco plantar e assim por diante.

O *fitting* é capaz de ampliar as expectativas da bailarina, dando esperança e um caminho para que ela chegue a um trabalho técnico bem-feito, bonito, melhor elaborado, com as linhas que ela sempre sonhou, com segurança e até mesmo com conforto.

Originalmente, o *fitting* costumava ser realizado apenas por profissionais treinados pelas marcas fabricantes de sapatilhas e eventualmente alguns profissionais eram contratados por escolas ou grandes companhias de dança fora do Brasil. Mas essa área de atuação vem ampliando-se a cada dia. Hoje, um proprietário ou vendedor de uma loja de sapatilha pode se especializar em *fitting*, bem como um professor de ballet, educadores físicos, fisioterapeutas etc., pois há diversas maneiras de adicionar esse serviço à atuação original de cada pessoa. E há profissionais que passaram a prestar esse serviço de forma única, mesmo que não sejam professores, são os *fitters* independentes. É claro que todos acabamos vindo de alguma área do ballet, nem que seja a partir das próprias experiências como aluno.

FITTING FOR FUNCTION

Os motivos que levam ao *fitting* são os mais variados. Pode ser que uma bailarina esteja iniciando o trabalho de pontas — ou mesmo esteja na pré-ponta — e precise de orientação para começar. Ela pode ser uma mulher adulta, que iniciou o ballet mais tarde. Também há casos em que exista uma demanda por um aprimoramento técnico, como trabalhar uma extensão de tornozelo, uma projeção de colo de pé, uma questão de fortalecimento do arco plantar.

Quando existe uma demanda específica, chamamos o trabalho de *fitting for function*. Isso significa que o processo de *fitting* será feito de acordo com a necessidade técnica da bailarina, daquele momento especificamente.

Quando se trata do primeiro *fitting* da vida de uma bailarina, seja ela inexperiente ou que já use sapatilha de ponta, ele geralmente tem funções específicas. Então, vamos considerar algumas demandas comuns:

BAILARINAS INICIANTES

Para bailarinas iniciantes, sejam adolescentes ou adultas, a primeira sapatilha é sempre como uma "prescrição médica". Não só a primeira, mas as primeiras sapatilhas. Isso porque existem objetivos específicos de desenvolvimento técnico, de projeção de tornozelo, liberação de tornozelo, estabilidade, estímulo de musculatura, desenvolvimento de força, de colocação. Mas a primeira meta a ser alcançada na primeira sapatilha de ponta é a verticalização segura daquele corpo, para que a partir daí, a técnica de pontas possa ser trabalhada de fato.

BAILARINOS

Bailarinos, sejam adolescentes ou adultos também têm buscado sapatilha de ponta. Geralmente escolas de formação indicam o uso de pontas para que eles tenham um trabalho específico de fortalecimento, de extensão/projeção de tornozelo, alongamento, alinhamento. Nesse caso, é preciso considerar o desenvolvimento muscular, que é muito diferente e normalmente mais rápido do que o das mulheres. Eles têm uma projeção de força um pouco mais intensa do que as meninas. As palmilhas, por exemplo, que precisam suportar um pouco mais o trabalho.

E eles geralmente têm pés mais largos e maiores, então há marcas que têm poucas possibilidades que atendam ao público masculino, mas em termos de processo de *fitting*, a ordem dos fatores a serem considerados e avaliados é a mesma.

***

Como *fitter* e empreendedora no ramo do ballet, entendi que a demanda do mercado existe e, sozinha, eu alcançaria muito menos do que eu preciso para transformar uma geração através dessa educação da sapatilha de ponta. Mas enquanto eu atendo quatro ou cinco pessoas em um dia, um professor pode falar para vinte alunos em uma aula.

O *fitting* é um serviço muito necessário, quase essencial e, entendendo isso, a ampliação da comunicação do *fitting* e dessa educação por meio da sapatilha de ponta adequada precisava acontecer, e assim nasceu uma escola.

Em 2022 eu fundei uma escola para formar outros *fitters*, capacitando-os para alcançar pessoas que estão nas outras frentes do ballet, buscando disseminar conhecimento. Nosso principal foco são os professores, pois acredito muito que é através deles que a mudança começa, é sempre por meio da escola.

Hoje temos mais de 400 *fitters* multimarcas formados pela nossa escola, a maioria atuando no mercado do ballet, monetizando seus serviços, melhorando as condições das próprias vidas e impactando a vida das pessoas que atendem, fora os demais estudantes dos cursos curtos, os curiosos e interessados, que já somam mais de mil.

Que orgulho dessa jornada que parte do desejo de educar, compartilhando o que tenho comigo. Ter o profissional FITTER no mercado da dança e do Brasil é um orgulho imenso. Que venham mais incontáveis *fitters*!

Que este conteúdo possa servir como ponto de partida para novas reflexões, práticas mais conscientes e, sobretudo, para o reconhecimento do fitting como parte essencial da formação e do cuidado na dança. Se cada pé é um mundo, que saibamos olhar para cada um com atenção, escuta e a responsabilidade que ele merece.

REFERÊNCIAS

ACOCELLA, J.; GARAFOLA, L. (eds). Preface to On Movement and the School of Movement by Bronislava Nijinska. *Ballet Review*, 13:4, pp. 74–80, 1986.

ADORNO, Theodor. *Indústria Cultural e Sociedade*. São Paulo: Paz e Terra, 2002.

AMADIO, A.C; DUARTE, M. (Coord.) *Fundamentos biomecânicos para a análise do movimento*. São Paulo: Laboratório de Biomecânica/ EEFEUSP, 1996.

AMADIO, A.C.; SACCO, I.C.N.; LOBO DA COSTA, P.H.; PICON, A.P.; SOUSA, F. Peak plantar pressure during ballet movements: a preliminary study. In: Emed Scientific Millennium Meeting. Münich: Proceedings, 2000. p.27.

AMBERG, George. *Ballet in America*. New York: Mentor Book, 1949.

ANDERSON, Jack. *Dança*. Lisboa: Editorial Verbo, 1987.

APOSTOLIDÉS, Jean-Marie. *O rei máquina: Espetáculo e política de Luís XIV*. Rio de Janeiro: José Olympio Editora, 1993.

BACHAUMONT, L. A., et al. *Mémoires secrets pour servir à l'histoire de la république des lettres en France, depuis*

MDCCLXII jusqu'à nos jours, ou Journal d'un observateur. 36 v. Londres: John Adamson, 1777-1789.

BARRINGER, Janice. SCHLESINGER, Sarah. The Pointe Book: Shoes, Training and Technique. 3. ed. Pennington: Princeton Book Company, 2012.

BARTLET, M. Elizabeth C. The New Repertory at the Opéra During the Reign of Terror: Revolutionary Rhetoric and the Operatic Consequences. Cambridge: Cambridge University Press, 1992.

BAXMANN, Inge. The French Revolution and its spectacles. In: KANT, Marion (Ed.). The Cambridge Companion to Ballet. Part II – The eighteenth century: revolutions in technique and spirit. Cambridge: Cambridge University Press, 2011. Disponível em: https://tinyurl.com/yhwnmnm4. Acessado em: 10 jun. 2025.

BEAUMONT, Cyril. The romantic ballet in lithographs of the time. Londres: Faber&Faber, 1938.

BENJAMIN, Walter. A obra de arte na era de sua reprodutividade técnica. Porto Alegre: L&PM, 2013.

BERTONI, Iris Gomes. A dança e a evolução: O ballet e seu contexto teórico, programação didática. São Paulo: Tanz do Brasil, 1992.

BICKLE, C.; DEIGHAN, M.; THEIS, N. The effect of pointe shoe deterioration on foot and ankle kinematics and kinetics in professional ballet dancers. Human Movement Science, v. 60, p. 72-77, 2018.

BLASIS, Carlo. The Art of Dancing. Tradução de R. Barton. Londres: E. Bull, 1831.

BONIN, Louis. Die neueste Art zur galanten und theatralischen Tantz-Kunst. Frankfurt and Leipzig: Joh. Christoff Lochner, 1712.

BOURNONVILLE, August. *Lettres à la maison de son Enfance*. Ed. Svend Kragh-Jacobsen e Nils Schiørring. Copenhague: Munksgaard, 1969.

CALLEJA, Kathryn Rose. *The Effects of Improper Pointe Shoe Health and Practices: A Literature Synthesis*. Department of Dance, Oakland University, 2020.

CAMINADA, Eliana. *História da Dança: Evolução Cultural*. Sprint, 1999.

CASTRO, Caroline Kozen. *Métodos do Balé Clássico*: história e consolidação. Curitiba: Editora CRV, 2015.

CHÂTEAUBRIAND, Vicomte de. *Mémoires d'outre-tombe*. Paris, 1902.

CHRISTODOULOU, Marilena; DELGADO, Isidro Navarro; MORALES, Pau de Solà. Developing a Parametric System for Pointe Shoe Customization. In: HCII 2021, C. Stephanidis et al. (Eds.), CCIS 1419, pp. 337–342, 2021.

CUNNINGTON, C. Willett; CUNNINGTON, Phillis. *Handbook of English Costume in the Eighteenth Century*. London: Faber & Faber, 1971.

DARNTON, Robert. *O beijo de Lamourette: mídia, cultura e revolução*. São Paulo: Companhia das Letras, 1990.

DARNTON, Robert. *O Lado oculto da Revolução: Mesmer e o final do Iluminismo na França*. São Paulo: Companhia das Letras, 1988.

DAVENPORT, Millia. *The Book of Costume*. Nova York: Crown, 1979.

DEBORD, Guy. *A sociedade do espetáculo*. Brasil: Coletivo Periferia, 2003.

DEIRDRE, Kelly. *Ballerina: sex, scandal, and suffering, behind, the symbol of perfection*. The Canadian Copyright Licensing Agency (Access Copyright). Greystone Books, 2012.

ECO, Umberto. *História da Beleza*. Rio de Janeiro: Record, 2010.

ENGELHARDT, Molly. *Dancing out of line: ballrooms, ballets, and mobility in Victorian fiction and culture*. Ohio: Ohio University Press, 2009.

FAIRFAX, Edmund. *The Styles of Eighteenth-Century Ballet*. Lanham, Maryland, and Oxford: The Scarecrow Press, Inc., 2003.

FOKINE, Michel. *Fokine: Memoirs of a Ballet Master*. Boston: Little Brown, 1961.

FONG YAN, A., Hiller, C., Smith, R., & Vanwanseele, B. (2011). Effect of footwear on dancers: a systematic review. Journal of dance medicine & science: official publication of the International Association for Dance Medicine & Science, 15(2), 86–92.

GALLINI, Giovanni-Andrea. *Um Tratado sobre a Arte de Dançar*. Londres: impresso para o autor, 1762.

GOLDSCHMIDT, Hubert. On the Reappraisal of Marie Taglioni. *Ballet Review*, Summer, p. 100–124, 2018.

GUEST, Ivor Forbes. *The Ballet of the Enlightenment: The Establishment of the Ballet d'action in France, 1770-1793*. Dance Books: Londres, 1996.

GUEST, Ivor. *Ballet under Napoleon*. Hampshire: Dance Books, 2002.

GUEST, Ivor. *The Ballet of the Enlightenment: the Establishment of the Ballet d'Action in France, 1770-1793*. London: Dance Books Ltd, 1996.

HIGHFILL, Philip H., Jr. et al. *A Biographical Dictionary of Actors, Actresses, Musicians, Dancers, Managers and Other Stage Personnel in London, 1660-1800*. 16 v. Carbondale, Illinois: Southern Illinois University Press, 1973-1993.

HOBSBAWM, Eric. A invenção das tradições. Rio de Janeiro: Paz & Terra, 1997.

KANT, Marion. Ballet. Cambridge: Cambridge University Press, 2007.

LECOMTE, Nathalie. The Female Ballet Troupe of the Paris Opera from 1700 to 1725. In: BROOKS, Lynn Matluck (org.). Women's Work: Making Dance in Europe before 1800. Illustrated edition. Madison: University of Wisconsin Press, 2007. p. 99.

LEVINSON, André. Marie Taglioni (1804-1884). Londres: Dance Books, 1977.

LILTI, Antoine. A Invenção da Celebridade (1750-1850). Rio de Janeiro: Civilização Brasileira, 2018.

LYNHAM, Deryck. 1972. The Chevalier Noverre: Father of Modern Ballet. Londres: Dance Books.

MINDEN, Eliza Gaynor. The ballet companion: a dancer's guide to the technique, traditions and joys of ballet. New York: Simon and Schuster, 2006.

M. BORISOGLEBSKI, P.I. Goncharova. 200 anos da Escola Coreográfica do Estado de Leningrado. Materiais sobre a história do balé russo: 1738-1938. Leningrado: Escola Coreográfica, 1938-1939.

MAGRI, Gennaro. Trattato teorico-prattico di ballo. Napoli: Vicenzo Orsino, 1779.

MARKS, Andrea. 3 pointe shoe safety tips. Dance Teacher, 16 mai. 2017.

MEISNER, Nadine. Marius Petipa: The Emperor's Ballet Master. Oxford: Oxford University Press, 2019.

MINDEN, Eliza Gaynor. The ballet companion: a dancer's guide to the technique, traditions and joys of ballet. New York: Simon and Schuster, 2006.

MONTEIRO, Mariana. NOVERRE: *Cartas sobre a dança*. São Paulo: Editora USP, 1998.

NOGUEIRA, Nuno. (2019). *Development of a method for analyzing the human gait in a pressure platform*. 10.13140/RG.2.2.28435.02084.

NOVELLA, Thomas M. Pointe Shoes Fitting and Selection Criteria. *Journal of Dance Medicine & Science*, v. 4, n. 2, 2000.

PARFAICT, François. *Dictionnaire des théâtres de Paris*. 7 v. Paris: Lambert, 1756.

PÉRIGO, A. M. R.; BUGLIANE, R. A. Bailarinas e sustentabilidade: Tradição e possibilidades de adequação a uma nova ética ambiental. In: SIMPÓSIO BRASILEIRO DE DESIGN SUSTENTÁVEL, 2., 2009, São Paulo. Anais do 2º Simpósio Brasileiro de Design Sustentável. São Paulo: Rede Brasil de Design Sustentável – RBDS, 2009.

PICON, A. P. et al. Biomecânica e "ballet" clássico: uma avaliação de grandezas dinâmicas do "sauté" em primeira posição e da posição "en pointe" em sapatilhas de pontas. *Revista Paulista de Educação Física*, v. 16, n. 1, p. 53-60, 2002.

PICON, A. P.; FRANCHI, S. S. Análise Antropométrica dos Pés de Praticantes de Ballet Clássico que Utilizam Sapatilhas de Ponta. *Revista Brasileira Multidisciplinar*, [S. l.], v. 11, n. 1, p. 177-188, 2007. DOI: 10.25061/2527-2675/ReBraM/2007.v11i1.239. Disponível em: https://tinyurl.com/42vwek8e. Acessado em: 9 jun. 2025.

PRISK, V.; O'LOUGHLIN, P.; KENNEDY, J. Forefoot injuries in dancers. *Clinics in Sports Medicine*, v. 27, n. 2, p. 305-320, 2008. Disponível em : https://www.sportsmed.theclinics.com/article/S0278-5919(07)00111-1/abstract. Acessado em: 5 fev. 2025..

RUFINO, Rosa Maria Lima. Estudo anatómico do equilíbrio em pontas no ballet. Lisboa, 2012. Dissertação (Mestrado em Anatomia Aplicada à Atividade Física) – Faculdade de Motricidade Humana, Universidade Técnica de Lisboa. Disponível em: https://repositorio.ulisboa.pt/handle/10451/7460. Acessado em: 9 jun. 2025.

SAINT-LÉON, Arthur Michel. *La sténochorégraphie, ou art d'écrire promptement la danse*. Paris: l'auteur, 1852.

SAINT-LÉON, Michel. "1ier Cahier, Exercices de 1829." Opéra Rés., 1137(1), 1829.

SALGADO, Laura Burity. *Dialectaquiz. Nas pontas: um caminho seguro através do fitting*. Trabalho de conclusão de curso (Pós-graduação em Ensino de Ballet Clássico) – Faculdade IDE, Recife, 30 out. 2022.

SALGADO, Laura Burity Dialectaquiz; PICON, Andreja Paley. A prática do *fitting* como ferramenta para a sapatilha de ponta ideal. In: CONGRESSO DA ASSOCIAÇÃO NACIONAL DE PESQUISADORES EM DANÇA, 7, 2023, Brasília. Anais eletrônicos [...]. Salvador: Associação Nacional de Pesquisadores em Dança – Editora ANDA, 2023. p. 2075-2079.

SAMARINO, Natália. *O balé no século XX: as histórias do balé no século XX*. Publicação independente, 2024. E-book.

SCHMIDT, C.; SOUZA, F. G. L.; SILVA RAMOS, E. *Um estudo ergonômico sobre o uso da sapatilha de ponta em bailarinas clássicas*. 2016.

TAUBERT, Gottfried. Rechtschaffener Tantzmeister. Leipzig: bey Friedrich Lanckischens Erben. 1717.

UFFENBACH, Zacharias Conrad von. *London in 1710: from the Travels of Zacharias Conrad von Uffenbach*. Tradução e organização de W. H. Quarrell e Margaret Mare. Londres: Faber and Faber Limited, 1935.

FONTE Lora e Montserrat
PAPEL Offset 90g/m²
IMPRESSÃO Paym

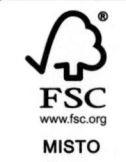